戰勝 高血壓

HOW
WITH
HYPERTENSION

鄭碧君　著

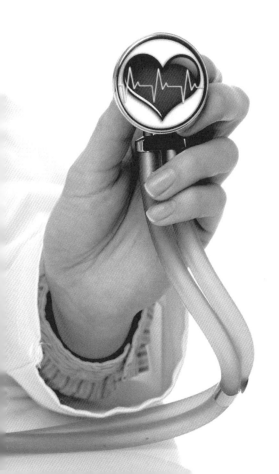

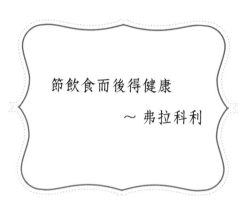

節飲食而後得健康

～ 弗拉科利

作者序

　　根據衛生福利部的統計結果顯示，高血壓向來都在國人十大死因排行榜中佔有一席之地，而十大死因裡與高血壓有關的慢性病，還包括了腦血管疾病、糖尿病、腎炎、腎病症候群及腎病變……等。此外，2012年的統計也指出，台灣地區有438萬人罹患高血壓。而根據世界衛生組織（WHO）101年的報告中也指出，全世界有13%的死亡是因高血壓引起，同時也是造成死亡的首要危險因子。

　　雖然以上的數據看起來都相當驚人，但以台灣罹病案例來說，無論男女性真正能有效控制病情的比例卻都不到30%。相信現在也還有許多人的觀念仍停留在「得到高血壓只能一輩子吃藥」的迷思裡！

　　這本書的出版，目的就是希望能打破這樣的思維。近幾年因工作關係，採訪了多位醫師、營養師，過程中他們都不約而同地提到「高血壓」這項議題，讓我有機會進一步認識這位隱形殺手，還能將正確資訊帶給身旁的親友們，連我的兩個孩子都會說：「吃太鹹會得高血壓喔！」

有別於過去撰寫、編輯的作品，這次我提出以故事方式來呈現健康類書籍的構想，感謝雲國際大力支持才得以促成。然不免俗的要說一句：本書人物及故事內容均純屬虛構，如有人名、情節類似者，純為巧合！

　　關於高血壓醫療方面的資訊，乃參考許多資料及多年採訪醫療第一線人員的心得整理而來，期盼提供大眾對高血壓病症的基本認識。唯書中內容並未包含全部藥品與治療細節，若讀者仍有其他相關問題，請詢問專業醫師或營養師。未臻詳盡或有描述錯誤之處，尚請先進不吝指教。

　　最後，要大大感謝我的好友──榮新診所李婉萍營養師，無私地提供許多資訊供本書讀者共享，其中包含了第三章裡的1500大卡DASH飲食計畫、DASH飲食份量表、各式調味料含鹽代換等等，這些寶貴內容都是她多年來輔導診所慢性病人的貼心叮嚀，再次謝謝這位美麗、認真的營養師！

　　希望大家能夠更重視自己最珍貴的資產──健康，不管身體或心靈，都能得到最大的平安。

contents

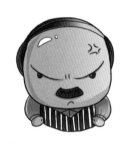

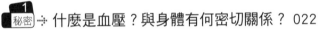

contents

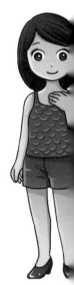

楔子

「好，就維持這個姿勢，漂亮！定住囉！」雖然跟他並不是很熟的朋友，只限於幾次工作上的往來，但雅芯隱約感覺：今天的他，看起來有點兒心事重重。而且，說實在地，照片的品質跟以往不太一樣。明明剛才模特兒的笑容跟肢體動作都很僵硬，他竟然也讓她過關？！包括前面幾張相片的水準也並不OK。

「小齊哥，剛剛前面那兩個動作再各拍一張好嗎？」雅芯不想回去出版社以後還得被總編唸一頓。「喔！好啊。」齊峻沒多說什麼，轉頭繼續請模特兒再做出動作。「欸，對，就這樣hold住，笑容多一點，OK！」

「雅芯，妳看一下，這樣可以了？」雖然勉強過得去，但是……，唉，算了，他可是老闆指定配合的青年攝影師呢，老闆怎麼說的？「要拍照，找齊峻，價錢高一點沒關係，他可以handle現場，你們這些編輯就可以輕鬆很多啦，讓他自由發揮。」

意思就是說我這個小編輯，不過就是來攝影棚打雜、訂便當的而已，所以現在還是意見少點好。

∽∽∽∽∽∽　∽∽∽∽∽∽　∽∽∽∽∽∽　∽∽∽∽∽∽　∽∽∽∽∽∽

楔子

　　真是多此一舉，自找麻煩！不過就是容易疲倦、肩膀、頸部酸痛了一點，就是工作忙了些嘛！偏偏被老姊拖去作健康檢查。

　　「你喔！事業要拼，身體也要顧，作息那麼不正常，還是去檢查一下比較好。」「早知道就不跟妳說這個了，好啦！有空的話我會去醫院的。」齊峻心想，反正先讓老姊安心吧，現在隨便答應她、不要再回嘴，免得接下來又要被轟炸半天。

　　「這事不能拖，我跟你說，下禮拜二早上我要去醫院產檢，跟你約在醫院大門碰面，健檢我已經幫你預約好了。」什麼！？齊峻覺得腦中轟然一響，「可是老姊，我那天不行啦！」「我問過你那Jack助理了，他說那天你沒排工作哪，請問你現在為什麼跟我說不行？」齊玟太了解這個小弟了，鐵齒的很！沒關係，道高一尺，魔高一丈，早就探聽好了。

　　沒想到老姊來這招，齊峻無話可說，騙人可不是他的專長，剛剛撒了小謊是不得已，如果還要繼續說謊話，鐵定會被齊玟看穿，只好乖乖聽話了。那這下可

好，沒檢查沒事，平常還不是壯得跟牛一樣，結果第一次看診後竟然被醫師告知他可能也有高血壓了。然後就是幾次的回診、量血壓，最後確診。所幸後來齊玫問起報告時，自己佯裝沒事，勉強瞞過她，「我就說了沒事，大概是最近工作比較忙，醫生要我注意休息，多補充維他命。」

「噢！沒事就好，我說你呀，別太操了，身體健康重要……，維他命是哪一種的，要不要幫你買？」「不用了啦！我會搞定，妳自己才要保重哪。」這句話一點都不錯，四十出頭的齊玫，結婚多年，好不容易終於懷孕了，齊峻才不想這個唯一的親姊姊一直為自己操心。

而且，如果讓她知道自己竟然患了這種中老年人才會有的慢性病，他真不敢想像日後的生活。也許會被當作小孩一樣，讓齊玫按三餐照顧吧！

手上拿著一袋藥包的齊峻，回想起診間裡醫生的囑咐：「齊先生，如果有抽菸習慣的話，要戒掉；三餐飲食清淡，加上按時服藥，可以好好控制病情，不用擔心！」什麼嘛！不用太擔心，病人不是他，講得那麼輕

鬆。我才三十多歲耶！每天要靠吃藥過活，還得從此粗茶淡飯，人生還有什麼樂趣？！

ↄↄↄↄↄↄ　ↄↄↄↄↄↄↄ　ↄↄↄↄↄↄↄ　ↄↄↄↄↄↄↄ　ↄↄↄↄↄↄ

「小老弟，怎麼搞的？找我出來喝酒，自己只喝了一口？」劉清文又把手上的酒一飲而盡。「啊，真爽快！」

其實，齊峻一點都不喜歡喝酒，只是突然有種想喝酒、找人聊一聊的感覺。可是，劉清文好像也不是適合聊心事的對象，晚上不過是剛好撥通他的電話，而他又恰巧也沒事罷了。

「學長，我上次聽一個雜誌社編輯說何達偉最近不是很積極在接案，有點近乎半退休狀態，你知道原因嗎？」也因為這樣，齊峻這幾個月來有很多工作找上門，還有一些實在是撥不出時間而推掉的，真可惜！

「唉！那傢伙也真是，就糖尿病嘛！他老大嚇死啦，現在過著清心寡慾的生活囉，每天堅持只工作八小

時，九點上工，下午五點一定離開工作室，中間還要扣掉吃飯時間，你看看，這樣是能做什麼大事？連基本的肚子都顧不了啦！」劉清文向來不忌飲酒，當然，也像一般的接案攝影師一樣，沒日沒夜的拍照、為五斗米折腰。對他來說，健康這件事根本不需要維護，就是靠硬撐起來不就得了？

沒等齊峻反應過來，他繼續口沫橫飛地說著，「說什麼要作息正常，你也知道，我們這一行怎麼跟上班族比？客戶最大呀，要你一天拍完，怎麼樣也要趕出來，像小何那樣，鐵定是要把工作往外推的。我看現在，收入不只少一半！」

「可是他不是才四十多歲，怎麼也有這種老年病？」齊峻想問的其實是自己。「唔，說是他爸爸也有糖尿病，家族病史。唉呀！搞得那麼緊張做什麼？就吃藥看醫生嘛，居然把生活搞成跟清教徒一樣，想不透。嗯！？不過你多了不少case吧？」

「對呀，有點快吃不下的感覺。」不過，忙碌是好事，這樣表示他離添購新屋、接爸媽來北部定居的距離

又更進一步了。「沒問題的啦你，我以前一開始也不太習慣，時間一久就好了。來，乾一杯！」

劉清文又把剛才斟滿的啤酒，大口的灌下。學長說的是，想那麼多做什麼，鐵漢男兒沒時間好感傷的，趕快拼事業比較重要。

想到這裡，齊峻索性把桌上那杯只喝了一口的酒，也咕嚕嚕的喝下肚。

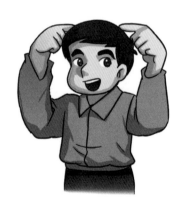

Part 1

關於血壓，不可不知的N個祕密篇

「我的媽媽也是高血壓病患，常年吃藥控制，我知道要吃清淡一些，好好控制體重，不菸不酒，大概就這樣吧！」說起來簡單，做起來，難哪！

習慣外食，吃得太精緻，又不運動，難怪發生慢性病的年齡逐年下降

但是，說不擔心也是不可能的。想著自己還有大好前程，案件源源不絕地找上門，現在竟要終日與這些藥丸為伍。所以，最近工作時經常分心，他自己也有感覺啦，但昨天居然被出版社的編輯要求重拍好多張，這種情形在自己成立攝影工作室後可不曾發生，真是太丟臉了。

「齊先生，別忘了20號要到營養師門診做衛教喔！」他突然又想起上次護士的提醒，本來打定主意不去的，反正不就是「記得按時服藥，固定追蹤」、「飲食清淡，少鹽少油」什麼的，家裡有個同樣症頭的老母，他都會背了。可是，早上他就接到護士打來的電話，這醫院也未免太盡責了！

好吧，反正沒想到，這營養門診還有不少病人呢！齊峻坐在候診椅上東瞧瞧西看看，發現大部分的病患

「營養都很不錯」，尤其是腰圍特別壯觀。他再低頭看看自己的肚子，天啊！不是就跟我一樣嗎？雖然自己身高將近180公分，但以前全身還算勻稱，整體看起來頗為挺拔。

但那也是「以前」，近一兩年肚子悄悄地長了出來，還得盡量穿得寬鬆些才不容易被人看到哩！哎！難道我也要成為中年男人了嗎？想到今天還是為了高血壓毛病前來求診，真覺得自己男性魅力盡失。

想著想著，齊峻發現自己已經一段時間沒這麼悠哉過，竟然可以坐著發呆想這些有的沒的，也察覺一陣疲困感湧上來，忍不住打了好多個呵欠。索性站起身來，到外面庭院走一走好了。

「年輕人！幫我拍個照好嗎？」齊峻轉頭，看到一個滿頭華髮的老太太，噢！不，說她是「老」太太，她也只是頭髮很一致的轉白而已，說話中氣卻是相當十足，精神矍鑠，就連臉上所謂歲月的痕跡也看不太到，比起他認識的很多擦擦抹抹的熟女們，皮膚都還要更光滑，實在無從察知她究竟多大年紀了。

而且，選在這裡──醫院外的小庭園──拍照？這不是蠻觸霉頭的事嗎？「不好意思，麻煩你一下。」看到齊峻並不回答，這位白髮太太又再客氣的要求。「噢！沒問題，您要站在這裡拍嗎？」想不到沒排工作的今天，還是要拿起相機啊！

　　「欸，對，要連後面那棟大樓一起入鏡，謝謝你。」這不是太奇怪嗎？再怎麼說，不是應該利用小庭院這邊的花花草草當成背景？怎麼這位有著年輕臉孔的白髮婆婆卻選擇一棟灰撲撲的醫院建築？雖然感到疑惑，齊峻還是喀擦的照了幾張。

　　「好了，您瞧瞧這樣可以嗎？」把手上的相機遞了過去。白髮婆婆點了點頭，一副很滿意的樣子。「年輕人，怎麼稱呼你？」「我姓齊，見賢思齊的齊，大家都叫我小齊。」「嗯，小齊，你在這裡等人嗎？」

　　哇！看來這位婆婆是準備聊天的樣子？「噢！我來看診的，裡面等得慌，出來逛逛。」不知怎地，這位婆婆有一種讓人可以信賴的感覺，儘管是短短的幾分鐘而已。

　　而且，這句話一出口，連他自己都驚訝為何不像平日只是回答「不是！」這樣簡單的對話。「是營養師的衛教門診吧！？」沒等他回答，白髮婆婆繼續說，「現代的人習慣外食，吃得太精緻，又不運動，難怪發生慢性病的年齡逐年下降，人數卻一直攀升。」

　　「儘管醫界一直提出數據跟相關研究，一般民眾也都能獲得很清楚的資訊，卻仍不改這些錯誤行為，等到有症狀了才驚覺健康出了問題……。」是啊！這不就是在講我？突然覺得自己好像被訓斥了一頓，卻是再實在不過哪！

　　「唔……」「不好意思，小齊，我好像忘記跟你說，我本姓姜，你可以叫我姜阿姨。」意識到齊峻不知該說什麼，婆婆自我介紹了起來。

　　「因為以前曾經在醫院服務，所以對一些醫療現象很有感觸，抱歉哪！」原來如此，那方才的拍照應該就是紀念她在醫院工作的日子吧？「噢，沒關係，您剛剛的那番話對我很有暮鼓晨鐘的效果。」「那……，你還好吧？」

齊峻發現，不知道是從什麼時候開始，自己和姜阿姨居然已經坐在庭院的石椅上聊了起來，就好像是跟家中長輩談天說地一般，只差沒泡壺熱茶。

　　不過這倒也不奇怪，自己向來都很有長輩緣，以前甚至好幾次伯伯阿姨很中意他，想介紹一些姪孫輩的年輕女孩給他認識，卻都在見了一兩次面後便無疾而終。

　　「我說齊峻啊！你樣貌堂堂，人品也不差，怎麼女孩子跟你約會沒幾次就沒消息了？」唉，他自己更想知道這是為什麼啊！思忖著要跟姜阿姨透露到什麼程度，還來不及開口，就聽見她說：「血壓問題呀！很常見的，但是光靠吃藥，太消極了！」「咦？姜阿姨妳……」

　　齊峻下巴都要掉下來，這位毫不顯老態的長輩莫非還會算命不成？只見她不慌不忙的拾起一張小紙片，朝自己揮了揮，「喏。」原來是就診的預約單洩了密！

　　「所以，你對高血壓這回事有概念嗎？」哈哈！這還真是問倒他，雖然這三個字對他而言非常熟悉，但說

實在的，又是很粗淺的認識了。「我的媽媽也是高血壓病患，常年吃藥控制，我知道要吃清淡一些，好好控制體重，不菸不酒，大概就這樣吧！」說起來簡單，做起來，難哪！

「那麼，你有辦法實踐嗎？」呃！一箭射中要害。見他苦笑了一下，姜阿姨也露出笑容，齊峻這又發現，她的牙齒排列相當整齊，而且，潔白如玉。「有時候，資訊也很令人焦慮，對嗎？當告訴你該做這個，應當那樣，不該如何如何時，反而不好做起。一天一個行動開始，或許比較容易。」

對耶！這種說法好像也有點道理，那些拉哩啦雜的「To Do」清單，讓人真覺得太繁瑣了。不過，如果這樣簡單做就能無病無痛，那要醫生來幹什麼？

下意識瞄了手錶一眼，哇！在外面待太久了，好像該是時候進去醫院裡頭就診。「姜阿姨，謝謝妳的提醒，我該去門診報到了。」一到診間外頭，剛才滿滿的病患竟然都不見了，這是怎麼回事？不過才三十分鐘的時間，諮詢就都結束啦？

也好，這樣就輪到自己了。齊峻敲敲門，一位護士探頭出來。「護士小姐，我是齊峻，73號。」規規矩矩的報到竟換來一臉狐疑，「先生，今天門診只到68號而已喔！而且營養師已經離開診間囉。」啊！什麼？不是今天早上才接到護士關切的電話嗎？

　　「可是，小姐，我的預約單是寫73號沒錯啊！」他趕緊把那張小紙片掏出來給這位小護士看。「唔，先生，這張只是提醒您要諮詢營養師的memo而已，不是預約掛號單喔！」

　　齊峻接過紙條一瞧，呃！這是怎麼回事？「但是，我今天早上確實接到了一通醫院告訴我要來看診的電話呀！」不死心地再問，「麻煩你再幫我查一下好嗎？」太奇怪了！

　　護士看自己的眼神好像是見到一個精神錯亂的人似的，雖然一種莫名奇妙的表情僅僅出現了幾秒，但齊峻心裡卻非常清楚。然後護士小姐還是領著他進入到診間裡，在鍵盤下輸入了齊峻的身分證字號查詢預約掛號的情形，螢幕上出現：無資料。

難道高血壓也會影響到智力？齊峻步出醫院，往庭院裡的小圓椅上一屁股坐下，仍舊百思不得其解。

健康
小叮嚀

患有高血壓，只吃降血壓的藥物並非唯一解答，藉由正確的飲食與生活形態，可減少藥物劑量，持之以恆，或許還能免除服藥之苦。

突如其來的說話聲音讓他猛然一驚，「我們人的血液，是經由心臟藉著大小動脈和微血管流通全身的，這是很普通的常識吧？」是那位姜阿姨！她竟然還在？是在等自己嗎？

「那麼，也就是說，血液必須透過心臟強烈的收縮才能周循至身體各部位，這種推動的壓力，就是所謂的血壓了。它在動脈裡呈現的高低狀況，最高時就稱為收縮壓，最低時為舒張壓。」呃！好像在上健康課一樣，太妙了吧！？

或許是自己的表情太過明顯，姜阿姨彷彿看穿他的心思。「如果我們連自己的身體都搞不清楚，那要怎麼維護健康？尤其是已經生病的人，只想靠吃藥來控制的話，更是太消極了！」

「所以說，如果沒有辦法維持正常血壓的話，也就無法把血液順利送到身體各處。而高血壓沒有控制好，

對心臟、腦部、腎臟都有致命性的影響。」「有那麼嚴
重嗎？」齊峻原來想把這個問號留在心裡的，未料竟脫
口而出。

「我們把血管比喻成一條小河好了，血液就是不停
流動的水，平常水量大一些可能不會有什麼問題，但如
果長時間下來不停的加壓呢？」

「堤防就會出現裂縫、下陷，或者被掏空！」雖然
是一種比喻，但想到這種慘不忍睹的畫面，齊峻也覺得
心裡發毛哪！「那等到水量突然間暴增……，後果不堪
設想。」

秘密 2 ✦ 如何判定自己有高血壓問題？

齊峻想著自己身體裡那密密麻麻的「小河川」，再想到每當颱風季節時的災情新聞，腦海裡全都是那奔流不止的暴洪。雖然他之前對自己的高血壓症狀感到憂心忡忡，但仍不及此時這麼想搞懂「究竟該怎麼辦？」

「所以，高血壓就是因為人體的血管必須承受較大的壓力，讓血液得以循環群全身而形成的。要具體的知道這種結果，就是代表血壓的那兩種數字了！」

「唔，我只知道有個數字比較大，另一個較小。」齊峻發覺自己根本就像個健康課不及格的小學生一樣，不好意思地搔了搔頭。

姜阿姨露出一抹微笑，「數字大的是收縮壓，也就是心臟收縮時的血壓，當心臟的左心室一收縮、將血液送出時，流入主動脈的血液帶給動脈壁的壓力這時正是最大的時候。數值小的就是心臟擴張時的血壓了，稱為舒張壓，為了防止血液逆流回到心臟，所以心臟擴張

時，原來收縮時打開的主動脈瓣膜此時會關閉起來，血
液形成的壓力是最小的。」「那麼，你的這兩個數字分
別是？」

「噢！是145、90。」

「那的確已經是罹患了高血壓。一般來說，收縮壓
或舒張壓有一個數值超過標準的，就叫做高血壓了，也
就是收縮壓高於140或舒張壓高於90的狀況。」

也許自己臉上不小心透漏了擔憂吧！？

姜阿姨接著說，「你也不用太擔心，你的情形算是
程度輕的，只要下定決心好好調整生活，都是可以控制
的。但偏偏很多人做不到！」「老實說，因為吃藥是最
容易的方法，而且最有效？」齊峻自己也這麼以為，但
是又不喜歡這種下半輩子會被藥物轄制住的感覺。

「即使是醫生開了藥方，也要病人配合才能控制好
血壓，用健康的生活型態加上藥物，雙管齊下才是最有
效的辦法，也才能避免併發症帶來的危險。」

　　突然想起什麼，齊峻急急的發問：「姜阿姨，醫生建議我下次回診時最好還要加做抽血檢查，請問這又是為什麼？」當時醫生好像有說了一個專有名詞，但他或許還沒「做好患病的準備」，一時心慌意亂沒細想。

　　而且醫生那時或許因為要面對太多病人了吧，臉上一副很疲累、甚至有點不耐煩的表情，說話的音調也很細小低沉……。現下有這麼一位熱心又具備醫療專業的長者，自然而然地，腦中突然浮現出好多細節，想一次問個清楚。

　　「這是為了幫你做空腹時的血糖、血脂檢測，好看看你是不是同時患有代謝症候群。同時有高血壓與代謝症候群的人，將來罹患糖尿病及心血管疾病的機率也會比較高。」

　　姜阿姨此時從小手提包裡拿出一個保鮮盒，取出表面撒了點白芝麻的某種糕類，掰了一小塊要齊峻伸手過

來拿。雖然他不甚習慣吃這一類的點心，但也不好拒絕，於是趕快接過來一口塞進嘴巴。沒想到，很好吃哪！太急著吞下的結果，讓他差點噎到。

「別吃得太急！東西慢慢嚼才能吃出味道。這是我自己做的燕麥糕，偶爾想吃點心時可以解饞，還有降血壓的效果。」

什麼？他以為所謂的「健康食物」，就是不好吃的食物。像他媽媽煮的那些菜，特別是青菜，根本就沒有調味，清淡的不像話，讓他每次回家都覺得自己在吃一堆草！

「話說回來，服用降血壓的藥物，的確可以讓過高的血壓降低到正常範圍，連帶的能減少高血壓造成的身體不適，以及傷害其他器官的可能性。」姜阿姨不疾不徐的掰著燕麥糕，也吃將起來。她慢慢咀嚼的樣子好像那塊糕是天底下最美味的食物。

「剛剛說的代謝症候群，跟高血壓可是息息相關！是指一群跟代謝與心血管等危險因子聚集的現象，讓人

罹患心血管疾病的機會大為增加。」姜阿姨瞧了瞧自己，齊峻以為自己是不是褲子沒紮好之類的，也順著她的眼神看了看自己。

「你清楚自己的腰圍？」呃，原來是在講「胖」這件事是吧！？「老實說，我也覺得自己肚子變大、變胖了，但腰圍還真的沒量過。」「回家最好量量看，腰圍超過90公分，表示內臟脂肪含量多，這也是代謝症候群的其中一個指標。不過我看你應該還在範圍內，但還是注意一下，把體重控制好很重要。」

「你知道，國內有將近四百多萬人都有高血壓的問題？」姜阿姨又遞了一小塊燕麥糕給他，他雖對這個數字感到萬分詫異，但只能搖搖頭，開口時卻是將手中拿起的燕麥糕吃下去，並沒有用言語表達。

「能好好控制的人只有兩成多，但是每年因為高血壓引起心腦血管疾病而死亡的人數卻達到一半以上！」齊峻把最後一口燕麥糕吞下，「我以前曾經聽過高血壓與併發症的關聯，但我並不知道數字這麼驚人。」

秘密 4 ╬ 患有高血壓，只要靠吃藥控制就行？

　　姜阿姨沒有多做回應，齊峻接著丟出疑問，「所以，這意思是說高血壓病患終生必須跟降血壓藥為伍了嗎？否則不只有高血壓，還會帶來其他病？」

　　「嗯，應該是說，將血壓控制在理想狀態，是這些病患一輩子都要做的事。當然，沒有患病的人也應該要注意。而控制血壓不光只是吃藥，剛剛我們談過，良好的生活形態對血壓有很大的幫助。」

　　「良好的生活習慣……」齊峻很想說，那種早睡早起、清淡飲食的生活，怎麼可能實現嘛！那不是退休後閒著沒事才勉強為之的事嗎？「說實在話，在現代社會裡很難做到耶！」尤其自己從事的工作性質，根本是付錢的老闆一句話，照片該什麼時候給就拚了命也要趕拍出來！

　　這位白髮太太輕輕笑了一下，「我年輕過，知道你說的意思。很多時候只是心態問題，不願意改變現在的

生活？或是真正需要的不多，想要的卻太多？那麼就很難不陷入病態的生活模式。」

「病態的生活？」齊峻開始想著自己每天的作息，思忖著。「熬夜、抽菸、餐餐外食，週一到週五忙著工作，等到周末好天氣再睡到下午起床……。是啊！這些不都是致病的壞習慣嗎？但我了解，這樣對大部分人來說可能才是『正常的生活』。」

欸……，其實跟我有點不太一樣，齊峻心想，只要發案方有工作來，周末工作到三更半夜也是常有的事，連睡到中午的機會都沒有呢。唉，的確很病態！

「調整自己養成有益健康的生活作息，比起任何昂貴的藥物都還要有效！雖然聽起來很像老掉牙的話，但卻是唯一不變的健康之道。」

「特別是找不出原因的原發性高血壓，雖然需要長期服藥來調控血壓。但只要血壓不是非常高，透由適當的運動、飲食，以及好的生活習慣來輔助，效果不錯時，是很有可能不需服藥也可以把血壓控制在理想範圍

的。」呀！真的嗎？「可以不吃藥？」彷彿這幾個字點
到某個穴位似的，齊峻的音調、精神一時之間都振奮了
起來。

「這當然需要醫生的專業評估，至於已經在服用降
血壓藥物的人，還是要持續、規律的服用，才能有穩定
的藥效。」「但是，是很有機會可以減輕劑量，或是把
目前服用的兩三種藥物慢慢減少到一種。」

「姜阿姨，您剛剛提到原發性高血壓，我想到還有
另外一種是續發性的高血壓對嗎？」從被醫生診斷後開
始服藥的這陣子，雖然還是一如往常的忙碌，齊峻還是
多少在網路上看了相關資料，但真的也很有限就是了。

「這是一種因特定的疾病所造成的高血壓類型，可
能是血管、內分泌或腫瘤等等疾病引起。因為找得到病
因，所以只要將病因去除、治療好，血壓也應當會恢復
正常，可能就不需要再繼續服用血壓藥了。」

秘密 5 ✛ 高血壓是老人病，年輕人不用擔心？

這位知無不言的長者轉而關心齊峻，「你現在應該只服用一種藥物吧？」「對，就每天一顆。」齊峻忍不住像個孩子般可憐兮兮的咕噥起來，「即使只需要吃一顆，我還是覺得自己的生活瞬間從彩色變成黑白的。」

其實，他很少會跟頭一次碰面的對象講出這樣的內心話，但難得碰到一位能暢所欲言的對象，讓他真想把這陣子的疑惑、擔憂害怕的心情一股腦的全盤托出。

「我一直在想，高血壓不都是年紀較長之後才會有的疾病嗎？我真的沒有做好心理準備，這種病竟會發生在自己身上！」「很措手不及的感覺？」齊峻點了個頭，一臉哀戚。

「不過，『高血壓是老年人專利』的觀念可要完全推翻！」姜阿姨頓了一會兒，接著說，「雖然高血壓一般常見於年紀較大的人，但這並不是年長者的特有疾病，任何一個年齡層的人都有可能得到，像是孕婦，或

是小朋友也有越來越高的比例呢！」「小朋友……」齊峻很難想像，他都難以接受自己有高血壓的事實了，那麼姜阿姨口中的未來國家幼苗，又該怎麼一生與這種病症為伍？

「是啊，別意外！這些孩子大多都是因為肥胖引起的原發性高血壓。不過，只要趕快調整飲食及運動習慣，通常就能得到有效的改善。」

齊峻想起，好幾次在工作室樓下速食店裡買咖啡時，經常看見一個胖胖的小學生左手拿薯條、右手拿可樂，嘴裡還鼓鼓地咬著最後一口漢堡，而那正好都是不早也不晚的下午時間。他當時便暗暗好奇：這是吃哪餐？雖然他自己經常因為工作關係沒按時吃飯就是了。

暗自正要進行反省的心思被溫柔和藹的說話聲給拉回來，「比較值得注意的是你們這些年輕人，作息混亂，三餐不定時，想吃什麼就吃什麼……。以前老年人要預防的三高問題，現在不但有年輕化的趨勢，再加上你們通常比較不會去感受到高血壓的困擾，一旦有明顯徵兆時，大多都已經太遲了。」

「所以說，不只高風險群，即便是每個人，都應該要知道自己的血壓值，因為大部分人的生活其實並沒有達到應有的理想健康標準，以至於血壓會隨著年齡逐漸地攀升，而這種到來可是無聲無息的！」

「所以我倒應該感謝催促我來醫院檢查的姊姊了。」齊峻自言自語道，並且看了手錶一眼，因為他覺得已經坐在這裡跟姜阿姨談話有一陣子，也該是傍晚時分了，但天色竟然還亮晃晃的，著實有點兒奇怪……，結果現在竟然還才剛過中午沒多久！

覺察到齊峻好似有時間壓力，姜阿姨開口詢問，「你待會還有事嗎？不要緊，去忙你的吧，我這老太婆也差不多要嘮叨結束啦！」

齊峻急忙擺手，「呃，沒有啦，我今天休假。姜阿姨，我有個問題想請教您！」

秘密 6 ÷ 高血壓也會遺傳！？

「哦？是什麼問題？」姜阿姨有點訝異這個有禮卻不多話的青年，竟然也主動發問？「我媽媽也有高血壓，服藥很多年了，難道說我的高血壓是因為遺傳而來？」

「剛剛提過絕大部分的原發性高血壓，是找不到確切原因的，醫學界認為這其中跟遺傳因素的確是有蠻大的關聯性。高血壓本身並不會遺傳到下一代，應該是說子女容易從父母承襲到這種體質。也就是說，有高血壓家族病史的人，罹患高血壓的機率比起沒有家族病史的相對比較高。」「那假如是跟先天體質有很大的關係，我們的高血壓症狀不就一輩子無解了嗎？」

姜阿姨輕輕地搖了搖頭，笑說，「別把患病的責任都推給體質喔！生活壓力、習慣，以及飲食中的鹽分攝取過多，這些都是導致血壓升高的因素。我們只能說，擁有遺傳體質的人，如果又處在種種會讓血壓上升的環境裡，那效應確實是很大的。」

齊峻想想，對啊！同樣出生在一個家庭裡的姊姊，到目前為止就沒有高血壓的問題，因為她向來奉行「早睡早起、三餐自己動手煮」等等的規律生活。他沒有回話或繼續追問任何問題，只是若有所思的點點頭。

　　「很多類似這種遺傳體質的疾病，其實很大一部分還是跟環境因素有關。比方說，當父母親都特別喜歡吃重鹹的料理，孩子從小跟著吃，對食物的喜好與習慣自然也跟父母一樣，這樣一來當然也就助長了高血壓的遺傳因子。那麼往後罹患高血壓的可能性也就很高了。」

　　的確，齊峻回想，這幾年媽媽吃得清淡，都是患了高血壓之後的事。猶記得直到大學念書離家之前，家裡的餐桌上時不時就出現燉五花肉、鹹豬肉、炸豬排、滷豬腳……，啊！真懷念那些料理。

　　「回到治療方面，無論是原發性或繼發性高血壓，還是都要力行控制、進行治療，否則它將會一點一滴的對腦部、心臟、腎臟這些重要器官造成破壞。所以，終其一生都應該維持讓血壓得以正常的保健習慣，將來才不會衍生出嚴重的合併症狀。」

　　齊峻露出一個勉強的笑容，「這麼說，我得要學會一輩子跟高血壓和平共存的功課了？」

　　「是啊！這門功課，說多不多，但要真正實踐，可是要花上一些時間跟決心的喔。好啦，時間不早，我得先走了。」什麼？我還有好多細節想問呢！「姜阿姨，我有個不情之請。」

　　已經從椅子上站起來的婦人，帶著疑惑的眼神與他對望。齊峻知道這樣要求似乎很失禮，畢竟對方跟自己毫無任何關係，不過就是在醫院裡巧遇罷了！

　　可是他實在不想放過這個難得的機會，這位長者就像一本醫療參考書似的，比起書本、網路上的資訊還有一些醫護人員，更是「人性化」許多！「既然您對高血壓跟醫學知識這麼了解，我之後是否可以請教您相關的問題？」

　　「我懂的都是很基本的常識而已，還是建議你在就醫回診時，多問問醫生比較恰當。」「呃，姜阿姨，回診這部分我還是會做的，只是您也知道，醫生多半很

忙，不可能像您這樣願意侃侃而談哪！當然，我也不是要您白白花時間當我的諮詢對象，看應該如何答謝您，您儘管提出沒有關係！」

姜阿姨微笑望著他，很快的思索一下，「這樣吧，我呢，每個星期的這個時候都會在這裡，如果你覺得我這老人家說話還有點意思，願意陪我聊聊天，不妨來這裡找我。」

「太好了！」不過，這也表示自己要調整工作了，每週的這段時間還得空下來才行。「我只有一個要求。」「直說無妨！」就算是要求談話要付鐘點費，也是應該的。等到了真正患病之後，才發現再多的金錢、成就，也比不上健康來的寶貴。

「既然你有心要學這門功課，難免也要做點作業。每次碰面完，希望你當週就能讓生活有點改變，看是要開始戒菸、戒酒，或是從事一點運動、調整飲食之類的，只要是有益於健康的都可以。另外，動手寫些紀錄，看是你對自己過去生活習慣的反思，或是要記下當週的改變也都沒關係，總之，寫點什麼，會有幫助的。

噢！因為這份記錄不必拿給我看，所有你的心情也都可以寫下來。」

「好的，沒問題！」過去姊姊老是勸他生活要健康一點，他向來不為所動，現在又是要做改變、又得寫日記點點點的，齊峻連想都沒想就答應了。

「那好，我們就下禮拜再見囉！」沒等齊峻開口說再見，這位長輩就這麼立著直挺挺的腰桿快步離去了。

「欸！讓我送妳⋯⋯」想起自己今天是搭捷運過來的，並沒有車可以載人一程，齊峻驀地停住了嘴。

同時有高血壓與代謝症候群的人，將來罹患糖尿病及心血管疾病的機率也會比較高。

　　慢慢走回兼住處的工作室，齊峻不像往常從樓下便當店拎個晚飯回家。只到雜貨店買了一些雞蛋、麵條，又剛好在巷口看到有個婆婆好像是在販賣自己栽種的蔬果，數量不多，他就隨手買了一小把也不知道是什麼名字的青菜。婆婆還說，「少年ㄟ，其他菜也很好吃喔！我這些菜都是自己種的啦！『無水』，但是都健康吶！」「我吃完再來買啦！」

　　事實上，自己真的不愛吃青菜啦，也不知道要怎麼煮才不會像在吃草一樣，所以才會意思意思的買了一些些，好像這樣就能保證多換來一點健康似的。

　　這一晚，臨睡前，齊峻把回家前在文具店買的筆記本拿了出來，端端正正地坐在工作桌前，如臨大敵一般，一字一句寫下：

3/20（三）

高血壓：血壓超過正常範圍的一種現象，當收縮壓超過140毫米汞柱，舒張壓超過90毫米汞柱，或是兩者同時發生時即稱之。由於高血壓會對心臟、腦血管及腎臟造成不良影響，血壓一升高也會增加心血管與腎臟疾病的發生，因此致力使血壓正常，對任何階段的高血壓患者，都是相當重要的。

血壓分類	收縮壓 mmHg		舒張壓 mmHg	生活方式調整
正常	＜120	且	＜80	鼓勵維持
前期高血壓	120-139	或	80~89	必須調整
第一期高血壓	140-159	或	90~99	必須調整
第二期高血壓	≧160	或	>100	必須調整

ps：已經很多年沒動手煮東西了，為了好好控制血壓，趁著今天沒有工作的空檔，晚餐煮了碗雞蛋蔬菜麵，唉！沒有很好吃。

每日飲食紀錄

	早餐	中餐	晚餐	點心
星期一				
星期二				
星期三				
星期四				
星期五				
星期六				
星期日				

Part 2

預防高血壓的祕密

每一口食物最好嚼個25～30下再吞進去，細嚼慢嚥對消化好，也是控制血壓、血糖、膽固醇的其中一個方法！

為了掌握精確的血壓狀態，定時測量居家血壓的習慣一定要養成

「什麼？老弟，你有沒有搞錯！」電話那頭中氣十足又帶點責備語氣的聲音，讓齊峻不得不把話筒拉得遠遠的，以免耳膜被震破。「學長，我不過就是想少點工作量嘛！哪裡搞錯什麼了？」

上次喝小酒談天，他已經十分明白暫時不要對劉清文談論自己的健康問題，所以只是打了通電話，想請他找認識的同行幫忙消化一點目前的攝影工作，好把每週三要跟姜阿姨碰面的時間空下來（當然，這個原因自然是沒有跟劉清文提起的）。

「你知不知道這樣一來，以後業界可能就是找別人配合了？把case往外推，你在想什麼？」又來了，這位學長本來聲音就不小，一有怒氣之後更是嚇人！齊峻不是不知道後果，這一兩天斟酌了好多回，思考跟姜阿姨這樣的碰面是否有必要，但是不知怎地，似乎有一股神

奇的聲音一直在跟他說：「你要改變現狀！」加上，要求再見面是自己開的口，怎麼反悔？「學長，你就幫我這個忙，工作的事我自有打算的。」

電話那頭沉默著，齊峻一邊想像著劉清文圓嘟嘟的臉氣呼呼、脹得紅紅的樣子，知道他是真心為自己好，也就靜靜地等待著。「好啦！我知道了。」匡的一聲，沒等齊峻說聲謝，電話另一頭就被掛掉了。

接下來的幾天，工作雖然還是一如往常的忙碌，中餐也會跟著工作人員一起訂便當吃。但齊峻盡可能的，晚上都會自己煮個簡單的麵食來果腹，但是說實在的，蔬菜雞蛋麵，連吃個三天都快反胃了，可他就只會煮這一味，而且又不用花多少時間，對他來說是最經濟方便的了。

很快的，時間一晃眼又來到了星期三。齊峻把這一天調整為自己的休假日，沒有排進任何攝影行程，只用來修修圖啦，進行後製之類的工作。處理完後發現離上次碰到姜阿姨的時間還有一些空檔，於是他選擇早一點出門，搭上捷運後提早兩站下車走一小段路。

說實在，他還沒仔細想規律運動這件事，而且要他早起運動，目前還是有點辦不到，所以只好先以快步走來充數吧！

　　來到醫院的大門，齊峻看看手錶，離12點還有十分鐘，自己應該是蠻早到的吧！？沒想到走進小公園裡，一眼就看到了那一頭銀白發亮的明顯標誌，啊！還是輸給老人家哪，他只得快步趨近。

　　「不用急！我今天因為有點事要辦，提早了些出門，剛好事情也很快處理完，所以比上次早到了。」齊峻聽她這麼說，小小鬆了口氣，接下來突然想起：現在是中午時分，讓長輩跟自己碰面、耽誤了午餐時間，心裡暗暗責備自己太過粗心。「姜阿姨，午餐吃過了嗎？我們附近找個餐館一起用餐？」

　　姜阿姨從手提包裡，慢條斯理取出兩個保鮮盒，把其中一個交給齊峻。「外食要少吃！忘啦？這個給你。」齊峻望著手上的保鮮盒，再看看眼前這位長者，只見她優雅地打開盒蓋，「只要是在來得及準備的情況下，我外出時都會準備這樣一個餐盒，自己做的飯菜怎

麼樣都強過外面那些、不知加了什麼東西的食物還要好。」見齊峻還拿著盒子沒動作，姜阿姨催促著，「打開來吃啊！都是些簡單的東西，味道也偏清淡些，但是保證對身體有好處！」

「謝謝喔，姜阿姨，還讓妳準備飯盒。」齊峻坐定後，小心掀開盒子。五穀飯、看起來像是水煮的花椰菜，還有番茄肉片，整個飯盒色彩繽紛的，讓人食慾大開。夾了一口飯嚼了幾下，出乎意外地，不像以前吃過的五穀飯很難入口，反而是QQ的，嚼一嚼還挺香的。繼續夾起兩種顏色的花椰菜，雖然不油也不鹹，但卻有股特別的清甜味道，原來水煮蔬菜並不是都只有草味的呀！帶點酸甜味的肉片，芬芳甘甜，中間還夾雜著一種脆脆的口感，很難分辨是什麼菜或水果之類的，總之，又忍不住又夾了兩三片肉送入口中。

在一旁的姜阿姨默默地吃著午餐，一邊觀察齊峻，「這個番茄山藥肉片還合你的胃口吧！？」「唔，好吃、很好吃。原來這脆脆的是山藥哪！」顧不得嘴裡還有飯，齊峻急急的回應。「你沒吃過山藥？」終於把方才口中的飯菜咀嚼完，「我以前曾經吃過啦，但當時吃

起來軟軟的還帶點黏稠感，不是這種脆脆的口感。」「你以前吃到的山藥可能是拿來煮湯或燉菜了，我這山藥肉片只有很快的炒了一下，所以還能保有爽脆的特性。」

　　趁著姜阿姨回話的空檔，齊峻又快速的扒了幾口飯。「您的飯盒有點顛覆我過去的飲食經驗！」看著他狼吞虎嚥的樣子，「吃飯慢一點，你們哪，明明有很多時間可以慢慢吃，怎麼都這麼急呢？」齊峻看看自己的飯盒，大約剩兩口飯，再看看姜阿姨的，居然吃不到三分之一的分量。「不好意思！養成習慣了。」

　　「每一口食物最好嚼個25～30下再吞進去，細嚼慢嚥對消化好，也是控制血壓、血糖、膽固醇的其中一個方法。而且，你不覺得吃得太快，根本吃不出各種食物原本的滋味嗎？」「可能因為我外食居多吧，每種食物吃起來感覺都差不多耶！就……都是便當店的那種味道。」齊峻的攝影工作室偶爾會接一些飲食類書籍的案子，那時可就是他大打牙祭的好日子了！拍完照後，這些美美亮相的食物他就可以理所當然地接收，不必再用千篇一律的便當填飽肚子。

　　「這倒也是。所以啊，從現在開始花點時間自己準備食物，其實沒那麼難的，至少不要三餐都靠別人吧！盡量做到一天一次外食會比較理想。」既然都來跟姜阿姨碰面了，齊峻決定把困擾自己幾天的窘境托出，應該會有好辦法吧！？

　　「姜阿姨，我上週回家後，已經試著自己下廚了，不過連著幾天就靠著一鍋雞蛋蔬菜麵，本來覺得好吃的，最後也變得難以下嚥。」他哀怨的表情逗得坐他對面的長者哈哈大笑，「你只會煮這個？」「我想說這樣最快啊，水一滾就什麼都丟下去，一下子熟了就能吃。」「你家裡有沒有電鍋？用電鍋煮粥、蒸魚很方便也能變化口味啊。」

　　這麼一說，他想起自己的工作室裡，還真的只有電磁爐而已，其他鍋碗瓢盆什麼的，也只有寥寥可數的一兩個。「出社會工作後，很難得自己煮。」他心想，待會回家前先來去採購一番！「關於料理的方式，你可以先試試看用蔥薑絲蒸魚，同樣是煮麵，改加點瘦肉片、番茄、菇類或任何當季的蔬菜，每天變化一下配料，味道至少可以豐富一點。以後有機會再說給你參考看

看。」接著，姜阿姨不再說話，低頭靜靜地吃著飯菜，而齊峻僅剩的兩口飯，遵照這位健康導師的建議，分別多咬了幾口才吞下。一時間要改變成咀嚼二三十下，對他來說還真難，慢慢適應吧，他想。

收拾好餐盒後，姜阿姨站起身來，齊峻也連忙離開椅子。「吃完飯，我們逛這裡一圈吧！」「好的。」

健康小叮嚀	想要好好控制血壓，準備一台精準又能方便操作的血壓計，這是很基本的。特別是當你有需要就診時，一份血壓紀錄表還能提供給醫師當作問診時的參考依據。

秘密 1 ❖ 養成量血壓的習慣，為什麼這麼重要？

今天天氣還算配合，雖然有點陰陰的，但總算不像前幾天一樣，雨滴滴答答地下個沒完。「你有固定用血壓計測量自己的血壓值嗎？」

啊！之前檢查時，醫生也有跟他提醒過測量血壓的必要性，但他只記得按時吃藥的事，而且他以為只要到醫院時順便量就可以了。不知該說些甚麼，他只能露出一個尷尬的笑容。

「想要好好控制血壓，準備一台精準又能方便操作的血壓計，這是很基本的。特別是當你有需要就診時，一份血壓紀錄表還能提供給醫師當作問診時的參考依據。」「我本來是想，如果固定都要到醫院回診，就可以一併量血壓了。難道在家裡也要做嗎？」

「一般說來，在醫院測量到的血壓，會比在家裡測量的要高一點，當然也有例外。然而，為了掌握精確的血壓狀態，定時測量居家血壓的習慣一定要養成。」

發現這位長輩的腳力真不是蓋的，走起路來又輕快又頗有速度感，在這涼涼的三月天裡，齊峻都有點要冒汗的感覺了。

「醫院量到的比較高，是因為緊張？」「是啊！不只是身體狀況會影響血壓，人的精神狀態也能讓血壓產生不小的變化。」「那麼，在家的話是每天量一次嗎？」「最好是早晚各一次。早上起床後一小時內量一次，晚上睡覺前再量一次。早上起床後什麼事都先別做，包括吃早餐或服用降血壓藥，坐著休息幾分鐘後再測量。每天早晚應該都是固定的時間。」

他突然想到，身為高血壓病人多年的媽媽，有沒有量血壓的習慣啊？實在是沒甚麼印象。「血壓計是不是也有不同的款式？該怎麼選？」

姜阿姨比比自己的手腕，「有一種是把束帶綁在手腕上的手腕式血壓計，雖然很方便操作，但發現它的測量結果比較不準確。」她又比畫著上手臂繼續說，「現在醫院裡使用、把束帶固定在上臂的上臂式血壓計，量出的數據通常較正確些。」

齊峻為了怕自己忘記，趕緊拿出筆記本簡單抄寫下來，唉！以前當學生都沒那麼認真。「測量時要注意些什麼嗎？」

「最好是坐下來，用你最習慣、最放鬆的姿勢，休息、安靜五分鐘後再進行測量。固定在手臂上的束帶稍微綁緊一點，跟手臂間距離大約為一到兩指寬，盡量跟心臟一樣高，要是有點差距的話，拿塊毛巾墊在手臂下方托高一點就可以了。」

想到方才姜阿姨提的「例外」，齊峻又問，「您剛剛說醫院測量到血壓較高的例外狀況是什麼？」「噢，那稱為隱藏性高血壓，也就是在醫院測量血壓時都很正常，但在家裡量到的卻偏高。所以我們才會強調在家測量血壓的習慣，否則，會因為醫院檢查時的正常值，而忽略這種在診療時無法被檢查出的高血壓類型。」

「意思是說，這一種類型的人到了醫院看診，反而是放鬆、不緊張的？」他記得以前曾聽過長輩之間的笑談，平常在家也沒那麼睏，可是一到了醫院在等候看診時，總能在那不甚舒服的椅子上呼呼大睡，搞得護士還

得叫醒他以免過號……，最後結論是，這位長輩家裡有位「妻管嚴」，在家自然緊張得要命、哪裡還睡得著？

「沒錯！有些人因為工作、照顧小孩或家中長輩，一到了醫院反而有喘息空間，可以稍微緩解日常生活的壓力，便不容易測量到在家裡或工作場合中升高的血壓了，所以又被稱作壓力型高血壓。」

這時，他們兩人剛好繞著醫院的診療大樓走完一大圈了，又回到小公園裡坐下。「想不到一個高血壓，背後還有這些原理在。」

「我碰過很多人，以為自己已經很少吃鹹吃油，也開始運動了，或是因為服藥來改善血壓，所以便把血壓計束之高閣。這些都是錯誤的，相反的更應該時時測量血壓，正確掌握生活上的改變對血壓造成了什麼樣的影響才對。」

『在家定時、正確的測量，才能有效管理血壓。』齊峻決定把這個結論抄在筆記本上時時提醒自己，也要記得告訴媽媽。

秘密 2 ✦ 健康檢查不可少，注意膽固醇、血糖、三酸甘油酯數值

上週姜阿姨要自己注意腰圍問題，齊峻回家確實量過了，的確是還不到90公分的危險值，不過自己明顯知道比起前兩年「雄壯威武」不少。

「姜阿姨，您上次說到跟腰圍有關的代謝……」「代謝症候群嗎？」見齊峻點了幾下頭，她繼續說，「這是一種綜合了腹部肥胖、高血壓、高血脂、高血糖的現象。先講後面的這三高吧！」

「高血壓、高血脂、高血糖。」齊峻複誦一遍。「嗯，沒錯。這三者間具有關聯性，彼此之間不但息息相關，也會導致身體其他病症更惡化。從調查數據來看，40歲以上的成年人有一半以上飽受三高的侵襲，而且這也帶來了引發大腦、心臟疾病的健康隱憂。」

「所以，除了血壓問題，我還要注意另外兩個數據？」唉呀！這可真麻煩，齊峻暗暗叫苦。「是啊。

來！這給你。」她從包包裡拿出一張紙條，上頭工工整整的寫著：

＊血壓≧130／85 mmHg

＊空腹時血糖≧100mg／dl

＊三酸甘油脂≧150mg／dl

＊高密度膽固醇（HDL）：男性≦40 mg／dl，女性≦50 mg／dl

＊腰圍：男性≧90公分，女性≧80公分

「上面的五項指標，如果符合三項或以上，即代表罹患『代謝症候群』，同時表示患有心臟血管疾病的風險，也比正常人高出數倍之多。」齊峻低頭看看小紙片所寫的，突然發現有個名詞有點懂又不甚明白。「姜阿姨，您寫的高密度膽固醇跟膽固醇有什麼不一樣嗎？」

「一般大家知道的膽固醇，主要又分成為高密度脂蛋白膽固醇、低密度脂蛋白膽固醇兩種。高密度膽固醇可以清除血液中過多的膽固醇，所以又被稱為『好膽固醇』。」「那麼低密度的膽固醇？該不會是壞膽固醇吧！？」想不到膽固醇還有分好的壞的，而且好膽固醇

還可以趕跑多餘的膽固醇，真是大開眼界了！「你答對啦！低密度膽固醇一增加、囤積在血管後，就很容易引發動脈硬化。其實好壞兩字主要是用來區分它們的作用，無論哪一種膽固醇，都必須適量的存在人體中。」

「唔，所以才會說高密度膽固醇小於上面的這個數字，」齊峻指一指紙條上的40 mg／dl，「就會比較有風險了。」姜阿姨點了點頭，「接下來的數字可不是拿來嚇你，不過的確值得你們這些忙碌又經常外食的人注意，目前我們的十大死亡原因之中，跟代謝症候群相關的疾病，也就是高血壓、高血脂、糖尿病、心臟病、腦中風等等慢性病，死亡率將近40%。」

皺了一下眉頭，齊峻想想自己周遭的人，特別是他這一輩的同學、朋友、同行，他們不也過著和自己差不多的生活嗎？有大部分的人也像劉清文那樣，又是抽煙又是喝酒的，難道都是這40%中的其中一份子嗎？

「那麼，為什麼腰圍也會被列入當成一個標準呢？」「主要是因為這個部位裡的內臟脂肪。腹部脂肪會增加血壓、血脂及血糖值上升的風險，囤積得越多，

通常就越容易出現高血壓、高血糖以及高血脂症等代謝症候群疾病。所以我們才會說，屬於腹部型肥胖的人，健康狀況其實是暴露在比較大的風險之中。」「至於血糖，高血糖本身就會促使動脈硬化，加速心血管疾病的發生，假如又併發高血壓，那危險性自然更是加倍。」

「那麼，三酸甘油脂又是什麼呢？」「這是一種可以在人體內轉換成能量的脂肪，是從我們日常飲食中的脂肪及碳水化合物而來。攝取過多的脂肪會轉化成三酸甘油酯，囤積後會讓人肥胖；要是檢查出來的數值偏高，通常代表血液是比較濃稠、無法順暢流動的，也就是會增加血管疾病的罹患率。」

「所以，這些數字都是因為『吃得不對』、『吃太多』帶來的？」「飲食是其中一個因素，不運動、壓力大、睡眠不足、抽菸等等，這些不好的習慣，都是導致血脂異常、讓身體拉警報的原因。」

聽起來都是自己會做的事，也是一般這個年紀的男人會過的生活呀！「那麼說，我認識的大部分人，都可能會出現健康問題？只是時間早晚？」姜阿姨也沒給答

案，笑了一笑，「現代人，尤其是男性，缺乏足夠的健康意識，職場壓力大，應酬、抽菸、喝酒的比例也偏高，的確應該多多注意自己的身體健康。除了要重新檢視目前的生活外，建議至少要做做健康檢查，讓醫生根據數值來判斷基本的健康情形。」

健康 小叮嚀	腹部脂肪會增加血壓、血脂及血糖值上升的風險，囤積得越多，通常就越容易出現高血壓、高血糖以及高血脂症等代謝症候群疾病。

聯想到自己前陣子疲倦、頭痛、肩頸酸痛的症狀，齊峻好奇，「那麼，患有高血壓的人，是否會有什麼不舒服的現象呢？譬如說頸部酸痛、頭暈之類的？總是有跡可循的吧？」

「一般來說，早期高血壓大多不會有很明顯的症狀，所以它才會被人稱做『無聲殺手』、『隱形殺手』。以往最常聽到患者說的，包括起床之後頭或頸部發漲或有痛感，疲倦、頭痛、頭暈、耳鳴、肩頸僵硬、心悸、胸痛胸悶、呼吸短促、失眠等等，不過，這些並不能做為判別高血壓的唯一標準，因為以上所說的症狀，也有可能是其他疾病引起。」

齊峻暗自又在心裡感謝了姊姊一次，但因為不想讓她操心，還是先別告訴她這件事好了。「也就是因為大部分的高血壓患者自覺沒有症狀，也不會產生任何不舒服，才會延誤了治療。但高血壓對身體的損傷並不會因為毫無症狀而停止，無論有無症狀，只要像你們這樣被

診斷出有高血壓病史的人，持續的追蹤治療都是很必要的。你會到醫院做檢查，是有什麼特別原因？」

「噢！會感到比往常更容易疲累，肩頸酸酸痛痛的，起初我也不以為意。某次家人聽到這些症狀後，就緊張地要我趕快就醫了！」「這樣很好啊，否則你們這些年輕人，自恃身體強壯、又經常說自己沒時間，往往疏忽了很多身體發出的警訊呢！」

齊峻不好意思地搔搔頭。

「不過，從反面回推，頭痛、疲累等等的身體不適，也有可能會讓血壓升高，但未必能說它們就是高血壓的徵狀。」「所以這是說，有些人是因為先產生頭痛，之後血壓才變高的嗎？」「的確是有這樣的情形沒錯！特別是對某些特別敏感的人，因為身體上的不舒服，又接連著引發精神緊張、焦慮，自然就會有血壓上升或心跳加快的現象了。」

「過高的血壓確實也會引發頭痛，但是，那大概要高到180、200以上，這時就變成是比較嚴重的急症

了。」「要知道耳鳴、眩暈……等症狀與血壓升高是否相關，通常應該是在服用藥物、血壓降下後，當不舒服的症狀也隨之消失，就有可能是因為高血壓引起的。」

「因此，輕微的高血壓，是不會出現任何跡象的。」這句話不再是疑問句了，齊峻聽完後，自己下了個結論，唉！也難怪自己一就醫就被診斷是高血壓患者。「臨床經驗上，很多輕微的高血壓確實是毫無症狀，僅有非常少數的人才會出現。但如果本身已經患有高血壓的話，當血壓升得越高，不適的症狀也會相對變得更嚴重。」

姜阿姨又從她的手提包裡，拿出裝在保鮮袋裡的兩顆奇異果，一邊又取出摺疊水果刀，將每顆奇異果對切開，另外又取出小湯匙。「好了，來吃點水果吧！」這樣子一對照之下，齊峻發現自己其實是很少吃水果的。「謝謝。」

「你知道嗎？之前有一份美國的研究報告顯示，吃奇異果有助降血壓喔！」「哦？我不曉得耶。是什麼樣的內容呢？」看來以後不能小看這毛茸茸、不起眼的小

水果了。「美國的這個研究團體以118名成年人分成兩組做實驗，其中一組每天吃3顆奇異果，另一組則是吃1顆蘋果。連續8週之後，發現兩組的水果都能幫助降下收縮壓，但奇異果同時又能降舒張壓。」

「哇！好有趣的結果，我以前很少吃奇異果，事實上連其他水果也不太常吃。」通常都是姊姊或媽媽提來工作室給他，為了怕他沒空自己削來吃，還會把每種水果處理得整整齊齊的，全部洗好、切好放在保鮮盒裡，一個個疊在冰箱中。然後接下來的幾天還要不斷打電話提醒他把水果拿出來吃。

「通常並不建議只吃某幾種水果，因為很多蔬菜水果都能幫助控制血壓。不過像是奇異果這種含有高量維生素C的水果，不僅能舒緩工作、生活上的壓力；其中的酵素也能分解肉食中的蛋白質，確實有很不錯的保健功效。」

這一天和姜阿姨告別之前，齊峻想了想，覺得自己有必要說出來，「姜阿姨，下次的午餐……」還來不及說完接下來的話，姜阿姨便開口道，「我來準備，不用

介意呵！你可以順便了解高血壓的人到底該吃些什麼。
這樣吧！給你預備水果。」「好的，沒問題！」還好自
己還有點用處哪！

回家之前，齊峻把醫院附近的醫療器材行逛了一
遍，最後買了一組大廠牌的電子手臂式血壓計。然後再
跑了一趟大賣場，搬回一個電鍋跟一些蔬菜、魚類，打
算好好來改變一下菜色。

吃過晚餐後，再次坐在工作桌前，細心的繪製圖
表，是用來記錄血壓的表格。他知道，該是用心對待自
己身體的時候了！

畫完圖表後，再繼續寫下每個禮拜的功課－週記。
雖然說姜阿姨並不檢查也沒再問過這件事，齊峻還是覺
得既然一開始都答應了，還是得認真記錄一下。

而且，他發現，再次翻閱上週的內容，可以持續的
提醒並鼓勵自己：盡量維持健康的生活。

月

期	收縮壓／舒張壓	備註	日期	收縮壓／舒張壓	備註
			17		
			18		
			19		
			20		
			21		
			22		
			23		
			24		
			25		
			26		
			27		
			28		
			29		
			30		
			31		

此表格讀者可自行影印使用

3/27（三）

血壓的高低有助於高血壓病情的診斷，為了能測得更準確的血壓，了解健康狀況，提供詳細而正確的數據供醫師做為治療參考，自行在家測量血壓是非常必要的。

量血壓的注意事項：

1. 最好固定於每天的同一時間、同一邊手臂，以一樣的姿勢測量血壓，姿勢不同，也會影響到測出的血壓值。通常是早上起床後20分鐘，及晚上睡前測量較準確。一般來說，早上的血壓值會偏低，午後及傍晚則較高。

2. 量血壓前半小時內不宜運動、抽煙，也不要在飽腹狀態下測量。茶、咖啡、酒……等飲料及刺激性食物也要避免，否則會引發興奮、情緒波動，影響測量結果。

3. 測量血壓應在全身放鬆的狀態下，事前除去手臂上的衣物，靜靜地坐著休息 5 分鐘左右。

4. 坐在椅子上，雙腳著地，將上手臂放置在桌面上，保持約與心臟同高，手掌向上。如果手臂懸空或上手臂低於心臟，將使血壓測量值偏高；若上手臂高於心臟部位，則會導致測量數值偏低。

5. 壓脈帶不可太鬆或過緊，以能夠塞進一根手指的
   寬度為佳。當壓脈帶開始加壓測量時，暫時停止
   說話，也不可移動手臂。

6. 有需要再測量一次時，應先鬆開壓脈帶並排氣減
   壓。以同一邊的手臂測量時，需間隔數分鐘後再
   進行測量。

測量的環境條件不同，也會導致血壓值產生變化，
所以應特別注意避免在以下時間內量血壓：

    1. 用餐1小時內

    2. 剛運動，或是沐浴後

    3. 抽煙、喝酒之後

    4. 有便意或憋尿時

    5. 情緒激動

・電子血壓計必須定時做校正，以確保準確度。

每日飲食紀錄

	早餐	中餐	晚餐	點心
星期一				
星期二				
星期三				
星期四				
星期五				
星期六				
星期日				

Part 3

與高血壓和平共處的祕密

舒飲食還是必須維持清淡調味與烹調法,但不至於將食物中的鹽分減到完全沒有味道,而且病人也不需要刻意減重,就能獲得不錯的降血壓成效。

> 2005年美國全國營養飲食建議中認為成年人均可採用得舒飲食法幫助降低血壓與血脂，減少心血管疾病風險。

「小齊哥，你最近很忙喔？」雜誌社的助理編輯如楓一進工作室大門就開口問。「呃，還好啊，怎麼了？」沒頭沒尾的問了這句話，齊峻還真不知道該怎麼回答，只好中規中矩的回答。

「還好？那為什麼我們公司的另外一個出版部門，說你忙到沒辦法接下他們的拍攝工作？」雖然是手拎著大包小包的拍攝小道具，這位可愛的編輯美眉嘴巴沒閒著，還是繼續哇啦哇啦的說。啊！中規中矩的回話好像不是最佳方案。

「嗯……，工作上的行程，的確是差不多滿了。」「是哦？他們說願意把時段挪到晚上拍，你也不行嗎？」「我這陣子已經不在半夜繼續拍攝工作了。」如楓小編輯動作突然靜止，一雙眼睛睜得大大的。「為什

麼？養生嗎？不會吧！？」連續兩個問句加上最後一句
類似自問自答的話，齊峻真是再次被打敗。

「我只是想嘗試正常一點的生活。」「正常？這個
業界的正常生活就是熬夜加班，不是嗎？」該怎麼跟這
個年紀輕輕的小女生解釋呢？在未患病之前，自己也是
這樣以為的呀！

很快地，又來到星期三與姜阿姨會面的時間。上次
碰面之後，齊峻已經每天養成至少吃一種水果的習慣。
其中呢，姜阿姨建議的奇異果，因為清洗方便，湯匙挖
個兩三口就能吃完，他可是連吃了好幾天哩。

不過，既然這一天要帶水果跟姜阿姨「交換便
當」，總不好也帶個奇異果吧，他在水果攤買了一小串
香蕉準備帶去，圖的當然也是香蕉只要剝皮就可現吃的
方便性。

噯！已經又比上次更早出門也早到了，卻還是比老
人家晚了一步。「嗨！姜阿姨，每次都讓您等我，真是
不好意思！」「不礙事，是我自己早到，你也比上次提

早到了些啊！坐下吧，先吃個午餐。」同樣是兩個保鮮盒，這次又多了一瓶橘黃色飲品，姜阿姨一面將餐盒打開，一邊介紹菜色。「今天我做了番茄雞肉三明治跟南瓜堅果豆漿，吃吃看！」「哇！聽起來很美味也很健康的樣子。」齊峻忍不住像個飢腸轆轆的孩子一樣，大快朵頤起來。「哈哈！那倒是。」

兩人安靜地用完午餐後，齊峻從自己的背包裡拿出香蕉，「姜阿姨，我今天買的是香蕉。」「噢，那很好哇！香蕉又便宜又飽含營養，我待會再吃。」

剛剛吃雞肉三明治時，齊峻一直覺得有個地方怪怪的，可是又說不上來到底是哪裡怪，現在吃完了，終於想到是什麼問題了。「姜阿姨，三明治裡用的是雞胸肉嗎？」「是雞腿肉，怎麼了？」「因為吃起來並不柴，我以為是雞胸肉，所以，您將雞腿肉去皮了？」

「是啊！雞皮含有較多皮下脂肪及油脂，不利於健康。如果平常外食吃雞腿便當的話，建議你最好也要先去皮再吃。」「啊？」可是，油炸的雞皮很香哪！只剩白淨淨的雞肉，香氣瞬間少了一大半耶！好像聽到了自

己心裡的聲音，「我知道煎炸後的雞皮很香酥，聞一聞想像一下就好，油炸類的東西，尤其是外面的食物，真的要格外注意。」好吧！誰叫自己是病人呢？只好乖乖照辦。

「既然說到了飲食，你這一週來還是有維持下廚的習慣嗎？」「嗯，在沒有工作時的晚上，我都盡量自己煮來吃。依照您上次的建議，蒸了幾次魚，菜跟肉我就全部混合煮進湯裡，這樣吃起來也挺飽的，雖然口味還是沒有很好。」

「是因為比較清淡？」「大概是，我知道高血壓要少吃一點鹽，所以都只加一點點鹽巴，吃起來感覺沒滋沒味的。」「適當的運用一些辛香料或酸甜的食物，可以改善口感。像是蔥、薑、蒜、洋蔥、番茄、白醋，都可視你的口味加進去呵！」呃，難怪！他終於了解為什麼姊姊的廚房裡總是瓶瓶罐罐的一堆了，不像他工作室裡的，只有鹽巴瓶子跟糖罐兩種。

「之前我們有談過，跟高血壓和平共存，還記得？」「是的。」自從有了這種心態後，齊峻發現自己

因為高血壓感到焦慮的頻率降低許多了。「可以先說說看，你目前為止與它共存的方式嗎？」

「好的。」齊峻想了一會兒，一口氣說出，「減少工作量、減少外食比例、晚餐後散步、定時量血壓並做紀錄。」「很不錯啊。」

姜阿姨滿意的點了頭，「那我們今天先從飲食開始吧，你聽過得舒飲食嗎？得意的得，舒服的舒。」

齊峻搖搖頭。

「一旦患有高血壓，只吃降血壓的藥物並非唯一解答，藉由正確的飲食與生活形態，可減少藥物劑量，持之以恆，或許還能免除服藥之苦。另外，身體其他部位的功能也可以一併改善，降低罹患其他疾病的風險。而得舒飲食，就是能有效降低血壓的飲食療法。」

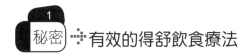

祕密 ✣ 有效的得舒飲食療法

　　坐在書桌前，齊峻振筆疾書。下午跟姜阿姨告別
後，他不敢延遲地，趕著回家，要把今天草草記錄下來
的重點，重新再整理一次，以免明後天就把今天的談話
內容給遺漏了。

　　4/3（三）

　　得舒飲食（簡寫DASH）

　　緣起：這是一種控制血壓的飲食原則，來自於美
國一個大型的臨床研究，原名為Dietary Approaches to
Stop Hypertension。是由美國國家衛生研究所贊助、五
個醫學研究中心執行的研究計劃。在1992～1997年間，
有459個志願者參加，透過隨機方式分成三組，三分之
一的人吃典型的美國餐點作為對照，另外三分之一的人
則開始改吃蔬菜水果較多的飲食，最後三分之一採用
「得舒飲食」法。

　　在為期11個星期的實驗當中，由醫學中心提供所有
受測者的飲食，除了三餐之外，飲料、點心也在範圍

內。受試者每天必須到醫學中心吃晚餐並測量體重，再將隔天要吃的早餐與中餐帶回家。所有參加者在鹽分的攝取及體重方面，都必須保持在恆定狀態。

最後發現，吃一般美國食物（對照組）的人，其血壓維持不變或略高些；增加蔬菜、水果的第二組與採用「得舒飲食」組均有助於降低血壓，而「得舒飲食」對高血壓患者則有更顯著的效果。採得舒飲食者的血壓，無論是收縮壓或舒張壓，從第二週起就有明顯的下降，而且一直持續到實驗結束。

最特別的是，在得舒飲食試驗前已經患有高血壓的受測者，其平均血壓下降的幅度就更大了，效果相當於服用一顆降血壓的藥物。最後，研究指出，得舒飲食法對高血壓患者或者是血壓比正常血壓要高的人，可以在收縮壓部分降低6～11mmHg的血壓。

這套飲食方式後來不但被美國國家衛生研究所推薦用以預防及治療高血壓，包含美國營養學會、心臟協會及中風協會等等機構也極為推薦；甚至在2005年的美國全國營養飲食建議裡，也建議所有成年人可以採用得舒

飲食法。這當然是因為得舒飲食用在降低血壓、血脂肪，減少心血管疾病風險，均有十分顯著的效用；另外也發現此套飲食法對於減輕體重、強健骨質，也有優異的成果。

飲食原則：

得舒飲食完全顛覆我的想像，過去總以為高血壓病人這個不能吃、那個也要忌口的印象完全被打破！相反地，這套飲食法強調應該要「多多食用」大部分的食物，例如全穀雜糧、蔬菜、水果，即使是魚肉豆類或是堅果種子、奶類也都包含在內。藉由多種營養素的合理搭配，例如高膳食纖維、高鈣、高鉀、高鎂，管控飽和脂肪酸的攝取，同時含有豐富的不飽和脂肪酸的飲食方式，達到降低血壓的目標。跟著這樣吃，不但能預防高血壓，對心臟病、腦中風、大腸直腸癌及骨質疏鬆，也有防治的效果。

得舒飲食法與過去傳統的降壓療法相比，不同之處在於：傳統的飲食法必須嚴格減少鹽（含鈉）量，而且必須加以減重。所以，很多人才會產生「高血壓飲食沒味道、很難吃」、「很難達成」的觀感。當然啦，根據

研究報告顯示，要是烹煮時幾乎可以不使用鹽巴，降血壓的效果自然會比較明顯。而體型較胖的高血壓患者若能成功減下體重，並且往後不復胖，降血壓的效果也會很好。

但是，傳統方式對大部分人來說恐怕不易辦到，以「得舒飲食」來幫助降血壓，是比較理想且易行的。雖然得舒飲食還是必須維持清淡調味與烹調法，但不至於將食物中的鹽分減到完全沒有味道，而且病人也不需要刻意減重，就能獲得不錯的降血壓成效。

食物分配：

得舒飲食與目前衛生福利部建議一般人的飲食指南，其實差不多。相同的是，當中包含了六大類食物：五穀雜糧類、蔬菜類、水果類、脫脂/低脂奶類、豆、魚、禽肉類（即蛋白質含量較高的食物）、油脂及核果種子類。

不一樣的地方則是在各大類的食物選擇與分配比例上，比起一般人要更為講究。台灣的董氏基金會則將得舒飲食歸納為以下5原則：

1. 全穀根莖類

2. 天天5+5蔬果

3. 紅肉改白肉

4. 吃堅果用好油

5. 改吃低脂乳品

1. 五穀雜糧：主食多吃五穀雜糧，並盡量選擇含有
   麩皮的全穀類。

- 每天至少應有三分之二以上為全穀類，例如三餐
  中有兩餐以未經精製的麥片粥、糙米飯、五穀
  飯、胚芽飯、全麥麵條、蕎麥麵、全麥吐司或饅
  頭、雜糧麵包等等作為主食。

- 每天的另一餐主食可以吃精製的米食、麵食，如
  白飯、白麵條、米粉、白吐司……等。如果想要
  盡可能地「選用全穀類」，也可以在烹煮白飯
  時，加入其它全穀米類（紫米、胚芽米、糙米、
  燕麥……）、豆類或根莖類。

- 豆類與根莖澱粉類食物，列入非精製主食類中。
  在三餐之中也可以搭配運用，比如：蒸地瓜、芋
  頭或馬鈴薯，或用來煮成黃豆（黑豆）飯、綠豆
  （紅豆）湯、薏仁粥等等。

- 未經過碾製、精製，含有麩皮的穀類與豆類有：

糙米、胚芽米、五穀米、紫米、小米、燕麥、蕎麥、薏仁、紅豆、綠豆、花豆、蓮子……等。

- 根莖類則有：玉米、地瓜、芋頭、馬鈴薯、山藥、蓮藕、菱角、荸薺、栗子……等。

2. 蔬菜、水果類食物：所攝取的份量必須比一般人更多一些，包括：

- 每天的蔬菜類與水果類必須比起平均攝取量要高出2倍以上，最好分別都在5份以上。其中，蔬菜的一份為100g，即煮熟後的半碗份量；水果一份應有如一個拳頭般大小。

- 每天各餐應包含2～3樣蔬菜，以各色、不同類蔬菜交替使用，口感上較多樣化，也可吃進豐富的營養價值。可選的種類有：

十字花科蔬菜－高麗菜、花椰菜、芥菜、包心白菜、油菜、萵苣。

瓜果蔬菜類－冬瓜、黃瓜、絲瓜、番茄、甜椒、茄子。

菇蕈類－香菇、金針菇、洋菇、杏鮑菇、草菇、木耳、銀耳。

海藻類－海帶、紫菜、裙帶菜。

　　根莖類－白蘿蔔、紅蘿蔔、洋蔥、竹筍、筊白筍、
　　　　　　蘆筍。

　　葉菜類－菠菜、莧菜、空心菜、A菜、茼蒿、韭
　　　　　　菜、芹菜。

・深綠色的蔬菜，有高含量的鉀、鎂、鈣及各種維
　生素、葉酸及抗氧化物，對心血管有益，每天都
　要攝取。

・如果不想有「吃進太多菜」感覺的話，也可將其
　中一兩種蔬菜加入水果製作成果菜汁。或是將蔬
　菜與主食類一起烹煮，做成菜飯、蔬菜麵等等。

・水果：除了常見的蘋果、芭樂、香蕉、橘子之
　外，奇異果、木瓜、桃子、葡萄、香瓜、哈密
　瓜……等季節性新鮮水果都可。

・果汁、果乾也可搭配食用，例如1杯250c.c.的木
　瓜牛奶、百香果汁、蔬果汁均可，但需為100%
　原汁、沒有加糖調味者佳。如葡萄乾、蔓越莓
　乾……等天然果乾少量攝取，同樣必須是未經調
　味的才好。

3.蛋白質豐富的食物類：應以魚肉、豆製品、家禽
　瘦肉為主，少吃紅肉。每天約3～6份（每份約為
　3根手指頭大小）。

- 以去皮的白肉（雞、鴨、鵝）或魚類、海鮮與豆製品，取代豬、牛、羊……等家畜類及其內臟類紅肉。以上幾類應平均分配於三餐飲食中，如果能多多食用植物性蛋白質會更好。
- 豆製品包括：豆腐、豆干、豆皮、豆漿……等，經過油炸處理的炸豆皮或油豆腐則避免食用。
- 肉食以瘦肉為主，只要是外表看得見的皮及脂肪都要去除。魚類以外的海鮮、動物內臟，膽固醇含量較高，少量食用即可；沒有膽固醇疑慮者，可以酌量增加。
- 雞蛋、茶葉蛋、皮蛋或鹹鴨蛋都可食用，但一星期的總和不可超過3顆全蛋。

4. 核果、種子及油脂類：每天食用約一湯匙的堅果、種子；食用油則宜少量攝取（含沙拉醬總共不可超過一湯匙）。
- 烹煮食物不使用豬油、牛油、奶油等動物性油脂，應選擇品質較好的植物油，像是沙拉油、橄欖油、芥花油、玉米油、紅花籽油、葵花油、麻油、花生油。
- 烹飪用油要盡量少，料理採涼拌、水煮、清蒸、

紅燒、烘烤方式為佳，油炸類要少吃，加油烹炒
的菜每餐應控制在一兩道。

- 每天1份堅果種子類食物，可當作零嘴。例如芝
  麻、花生、核桃、杏仁、腰果、松子、開心果、
  葵瓜子。

- 堅果種子類除了可以直接食用外，亦可加入水
  果、蔬菜或牛奶、豆漿打成飲品；或也可入菜、
  灑在沙拉裡。例如將芝麻粉、亞麻仁籽粉拌進牛
  奶中或是灑在米飯上；選擇含有堅果食材的麵
  包、點心、饅頭……等，也很不錯。

- 很多市售的堅果果仁，都有過鹹或者裹糖的缺
  點，要避免食用這類產品。

5. 奶類：分量與一般人一樣即可，約1～2份（每份
   約240c.c.）。

- 全脂奶類所含的脂肪為奶油，為避免吃進太多飽
  和性脂肪酸，最好使用低脂或脫脂乳類及乳製品
  為主。

- 每天1～2杯脫脂或低脂奶，可作為早餐或點心，
  如：脫脂奶粉、低脂鮮奶、低脂優酪乳、低脂起
  司等。

- 除直接飲用，也可將低脂鮮奶或脫脂奶粉加進燕

麥粒或麥片煮成粥品；亦可加新鮮果汁調成好喝的乳品，例如木瓜牛奶、酪梨牛奶；或是將水果切丁後再加入優格裡。

- 將乳品入菜也是一個方法，比方說將低脂乳酪蓋在蔬菜上製成焗烤蔬菜料理；或是在玉米濃湯、南瓜濃湯中加入低脂鮮乳。

- 患有乳糖不耐症的人，可購買零乳糖的奶類製品。

綜合得舒飲食法的重點，即是在每天三餐中食用大量的蔬菜、水果及適量乳品，以提升鉀、鎂、鈣離子的攝取量，有助增加纖維質、調節血壓；並且降低油脂、飽和性脂肪酸的攝入，避免發生心血管疾病。若能一起進行低鈉飲食，會比單純只做得舒飲食，會有更好的降血壓效果。

祕密 2 ❖ 基本飲食準則——低鈉、少鹽

「小峻,你今天怎麼一直打呵欠哪?沒睡飽喔?早就跟你說不要再熬夜工作了,怎麼都不聽咧!」齊玫挺著圓滾滾的肚子,趁著齊峻下午沒有工作的空檔,又跑來工作室東晃西晃,想看看他是不是又累壞自己了。

糟糕!又被眼尖的齊玫看穿,不過昨晚是為了寫「戰勝高血壓週記」,才會搞到那麼晚睡覺的。「老姊,我已經很久沒熬夜工作了,昨晚是剛好有點事才會比較晚睡。」

「唉呀呀,真稀奇,您老兄怎麼想開了?只在白天工作?」齊玫還是一副不相信的樣子,也是啦,連他都快不認識自己了。齊峻只能悶悶的吐出一個字,暫且當作回應,「嗯。」

「喂喂!媽什麼時候給你搬來這個電鍋?你又不會用!」真是受不了,齊玫就只差不會走進他房間翻箱倒櫃而已。

「那不是媽搬來的，而且，你為什麼說我不會用電鍋？」「不是老媽給的，莫非是你自己買的？還有，電鍋只要加水、按下開關就能用，是很簡單啦，我的意思是你有在煮東西嗎？」

沒等齊峻回答，齊玫轉而一步步靠近他唯一的親弟弟，用狐疑的眼神看著他，「你，交女朋友啦？」原來她以為用電鍋做飯菜是為了女生，哈！「妳的想像力也未免太豐富。」

「那、那，你下廚煮飯給自己吃？」齊玫的下巴都要掉下來了。她的弟弟雖不是那種「遠庖廚」的大男人，個性也不懶散，瞧他自己把這個工作室維持得井井有條就知道。

只是，他近幾年忙於工作、沒日沒夜的，又是自己一個人住，根本無法好好照顧自己，也因此，始終讓她放不下心。

「我的爛廚藝當然只能煮給自己吃，不然還拿來宴客哪！？」齊玫收起誇張、嘲弄的表情，正正神色，很

嚴肅的問道，「小峻，你老實回答我，你突然改掉多年熬夜工作的習慣，又開始煮起飯菜來，發生什麼事了？」

如果他的答案是「被雷劈到」，她也百分之兩百相信。雖然一開始並不想主動告知齊玫讓她憑添煩惱，但現在她這麼一問，該怎麼說呢？「我只是想回歸正常、健康的生活。」

「如果你已經邁入五十歲了，你這樣說我會覺得理所當然。但是此時此刻的你說出這種話，一點都不合理！跟我詳細的說，你是怎麼了？」

本來也不打算瞞她那麼久，只是在等待適當的時機，自然的說出來就好。所以，齊峻源源本本的把自己檢查、確診患病的經過，全都告訴齊玫。很奇特的，齊峻發現自己敘述的聲調跟心情都很平穩，好像在講一件與自己不相干的事，他一邊講一邊想為什麼會這樣？

他清楚的記得，前一陣子正為了這個病情焦慮得不得了，連一向自豪的作品品質也跟著下降呢！他想起，

這樣的轉變似乎是從遇到姜阿姨之後開始的。「所以，你也吃降壓藥了？」「是啊！還有定時量血壓。放心，該做的我會做啦！」他知道齊玫接下來會叮嚀的事項，所以乾脆自己先講。

「能提醒你健康的重要並開始做改變，這樣好像也不算太壞。」「嗯，我已經做好長期與它共處的打算了，雖然剛開始有點難。」是很難！想當初，他要在工作、生活上做那麼大的轉變，可是有過內心極度交戰的時刻哪。

齊玫用肯定的眼神望著他，沒有再說些什麼。「咦？接近晚餐時間了耶，姊，你今天不用回家煮飯？」「你姊夫今天晚上加班，不用趕著回去，你呢？要吃什麼？」「今天中午工作時已經吃過外面的便當了，晚上我要隨便煮兩樣菜配著飯吃。」

「啊，那我可以搭伙嗎？」「不要吧。」他知道姊姊近來胃口超好，可是不代表口味就很不挑呀！況且她有孕在身，應該要吃得更營養一點。「為什麼？你能吃的我也能吃，只要食物沒壞掉、有煮熟，有何不可？搞

不好，你煮的還更健康呢！大廚，有勞你囉！」說的倒
是沒錯，想起兩三個禮拜前自己亂煮的蔬菜雞蛋湯麵，
吃了都沒事了，更何況，目前的廚藝可是比起那時候更
精進一點了咧。

　　齊峻從冰箱冷藏櫃裡拿出前一天解凍的魚，這是在
市場採買時一併請魚販處理好的。接著仔細的清洗幾
次，擺在盤子上，取出一段青蔥、一小塊薑片，慢慢的
切成絲狀，因為動作慢而確實，樸拙的樣子令一旁觀看
的齊玟不禁笑出聲來。

　　「欸！太過分了吧，前一秒鐘還叫我大廚，這一下
倒來取笑我啦！」「不是嘲笑你啦，我看你認真的樣
子，心中既是感動，也感到挺有趣的嘛！」還說不是嘲
笑，哼！

　　齊峻將終於切好的蔥薑絲鋪在魚身上，意思意思的
灑了幾顆鹽巴，移入萬用電鍋裡蒸煮。「我來幫你洗菜
吧。」齊玟閒不住，捲起衣袖打算也加入。「不必了
啦！妳是孕婦，好好看著就行了，當我的指導顧問好
不？不用動手。」

「我看你很OK啊，還懂得用蔥薑絲來蒸魚，哪要我教？」「都已經快減鹽到沒味道的地步了，加點蔥薑才有滋味嘛！」「喲！所以你現在也嚴格控制鹽分？」「當然哪，我剛才不是說了，該做的我都會做。而減鹽飲食是很基本的。」

　　齊峻停下手邊的清洗工作，把昨晚整理的減鹽飲食筆記翻給齊玫看，「我可是有做功課的，妳先坐著慢慢看我破例熬夜的成果吧！」

健康
小叮嚀

盡量以天然材料進行調味；新鮮的肉、魚本身即帶有少許甜味，以蒸、燉、烤的烹調方式，便可嘗到鮮味，無須再調味。

　　已經有許多研究證實，高血壓族群的血壓會隨著鹽分攝取增加而上升，這是因為含鈉量高的食物容易使水分滯留在人體內，因而導致血壓升高。所以限鹽飲食已成為被用來配合高血壓治療的一種飲食方式，是指每日鈉鹽攝取量應少於6克（即1小茶匙）。

日常飲食應注意下列食物

- 含鈉量高的調味料：鹽、味精、醬油、蠔油、味噌、沙茶醬、甜麵醬、花椒鹽或各式風味鹽……等，都應少量或避免食用。
- 含鹽的主食：有些麵線或油麵，在製作時已添加鹽分，也要小心選擇。
- 醃漬過的食物：泡菜、榨菜、酸菜、梅干菜、雪裡紅、筍乾、醬瓜、蜜餞……等，雖然都是蔬果，但醃漬時加入了大量的鹽，含鈉量高，同樣不宜。
- 加工食品、罐頭：泡麵、、餅乾、香腸、火腿、貢丸、漢堡肉、雞塊，以及各式肉醬、罐頭，也都有含鈉量過高的問題。

減鹽飲食秘訣

1. 三餐盡量自己煮、在家吃,並以新鮮食物烹調為原則。

2. 真的必須選擇外食時,要避開飲用湯汁、菜汁或吃加工食品。

3. 每日食鹽量不可超過6公克,最好少於一茶匙。

4. 餐桌上不放鹽、醬油或其他調味品,以免養成隨手取用的習慣。

5. 多以天然材料進行調味;新鮮的肉、魚本身即帶有少許甜味,以蒸、燉、烤的烹調方式,便可嘗到鮮味,無須再調味。

6. 使用「代鹽」或低鈉鹽、無鹽醬油時,必須先看清楚成分標示,如果其中有些成分是不了解的,應先向醫師或營養師諮詢後再使用,以免對病情產生影響,或因含鉀量較高,不宜患有腎臟病的人食用。

7. 已失去本色與原形的食物少吃,例如經過醃漬的泡菜、蜜餞,或是煙燻過的魚、肉,經長時間久滷的肉食,容易吃進過多鈉鹽,也多已失去新鮮度。

可變換的「減鈉」調味方式

1. 適量使用不含鈉鹽的調味料：例如糖、白醋。

2. 運用風味濃郁的辛香料：如蔥、薑、蒜、洋蔥、香菜、八角、五香粉、咖哩粉、芥末、香草⋯⋯等；或是在料理中加入昆布、玉米、香菇⋯⋯等本身具有甘香風味的食物同煮。

3. 酸酸甜甜的蔬果：檸檬、鳳梨、柳丁、番茄、蘋果等等水果，也很適合入菜，增添菜餚的酸香風味。

4. 少量添加堅果：可將每天應攝取的堅果種子類，加進菜餚中，增加口感與香氣，例如芝麻粉、杏仁片、瓜子仁可灑在蔬果沙拉上，甜椒或雞肉料理中可加入腰果、花生。

5. 利用中藥材：紅棗、黑棗、枸杞、當歸、川芎⋯⋯等中藥材，具有香辛味，亦有助於減少鹽量。

各式調味料含鹽代換

1茶匙食鹽 （約2400mg）	＝6克食鹽 ＝2 湯匙醬油 ＝5 茶匙味精 ＝5 茶匙烏醋
1克食鹽 （約400mg）	＝1又1/5茶匙醬油（6 毫升） ＝1茶匙味精（3 公克） ＝1茶匙烏醋（5 毫升） ＝2又1/2 茶匙番茄醬（12毫升）

＊1茶匙＝5c.c.＝1/3湯匙

加工食品含鹽量

加工食品	份量	含鹽量（克）
豆瓣醬	5公克	12.6
排骨便當	1個	7.1
醃蘿蔔	100公克	3.8
榨菜	100公克	5.4
甜不辣	兩片（120公克）	2
洋芋片	30公克	0.4
香腸	40公克	2.4
高湯塊	1小塊（5.3公克）	2.2

低鈉食物這樣選

類 別	可選食物（低鈉）	避免食用（高鈉）
全穀根莖類	米飯、冬粉、米粉、麵食	• 麵包、蛋糕、鹹甜餅乾、奶酥等 • 油麵、麵線、速食麵
豆、魚、肉、蛋類	• 新鮮肉、魚及蛋類 • 新鮮豆類及其製品：豆腐、豆漿、豆干	• 醃製、燻製食品：香腸、火腿、燻雞、豆腐乳、魚肉鬆、鐵蛋 • 肉醬、鮪魚罐等各式罐頭食品 • 速食：炸雞、漢堡、各式魚丸、肉丸
奶 類	各類奶類及奶製品	乳酪
蔬菜類	新鮮蔬菜、自製蔬菜汁（未加鹽調味）	• 醃製蔬菜：榨菜、酸菜、醬菜 • 冷凍蔬菜：豌豆莢、青豆仁
水果類	新鮮水果、自製果汁	• 乾果類：蜜餞、脫水水果乾 • 水果罐頭及加工果汁
油脂類	植物油：如大豆油、葵花子油	奶油、乳瑪琳、沙拉醬、蛋黃醬
調味品	白糖、白醋、蔥、薑、蒜、八角、花椒、肉桂、檸檬汁	豆瓣醬、番茄醬、沙茶醬、黑胡椒醬、味噌、豆豉、烏醋、甜麵醬、蠔油、辣椒醬、湯汁、滷肉汁
其它	太白粉、茶	雞精、牛肉精、海苔醬、碳酸飲料、泡麵、運動飲料（如汽水、可樂）

「小峻，看你這樣認真對待自己的身體，我放心多了。」兩姊弟一塊用完晚餐後，在餐桌上始終保持安靜的齊玫最後開口。

「嗯。人好像都要等到失去了，才知道要珍惜！」齊峻是真的心有所感。

「對了，媽知道這件事嗎？」「我還沒機會跟她說呢！怎麼了？」「我是覺得啊，你的筆記對她也會很有用哩！」

這倒是沒錯，想到媽媽因為高血壓關係，把料理中的鹽巴幾乎都去除了，也沒有另外添加調味，難怪他回爸媽家吃飯的頻率越來越低，有一陣子還因為味道不夠，拿醬油來拌飯呢。現在回想起，真是恐怖！

祕密 3 ❖ 體重過重時搭配低卡飲食更有效

唉！這便當可真難吃，明明是同一家，怎麼感覺換了個廚師的樣子，也可能是飯館因應原物料上漲，偷工減料，又鹹又油不講，連魚肉吃起來都有股腥味……。

「等等，小齊哥！」工作室的助理Jack在看見齊峻準備把便當剩餘的一大半飯菜倒掉時，大聲喊住他。「怎麼？」「你不吃了喔？很浪費耶！不吃給我。」Jack一把搶去。

「你不覺得便當跟以前的味道不一樣了嗎？」「哪裡不一樣？雞排還是好香耶。」Jack津津有味地吃著，還用懷疑的眼神盯著齊峻。「是啊，我的炸雞腿也很香酥呢！小齊哥，你吃那麼少，下午工作會沒力氣唷！」連出版社的助理編輯如楓也跟著搭腔。

「這配菜又鹹又油……」還沒講完馬上惹來兩人的抗議，「這樣才下飯哪！」算了，還是別再說的好，這兩人還年輕，找個適當時機再好好開導一番吧。

一個星期，好快就過去了！齊峻望著捷運車廂外的藍天，胡思亂想著。他還清楚的記得國中、高中那些求學時代的事，感覺沒多久前才發生的哩，現在怎麼已經面臨坐三望四的階段了呢？而且，接下來的日子還要跟慢性病為伍……。

　　哎呀呀！又感傷起來了，不行不行，趕快換個思維，把待會要問姜阿姨的問題在腦中稍微整理一下，這才是積極對策。吃完午餐後，齊峻馬上發問，「姜阿姨，上週您有提過得舒飲食要搭配低鈉跟減重一塊做，效果會比較好？」

　　「對患有高血壓的人來說，維持正常的體重很重要。BMI值應保持在18.5～24。」糟了！又是一個專有名詞，「呃，所以如果是像我，體重78公斤，這樣的話……」

　　「BMI值是以體重除以身高的平方，你的身高是？」「178。」「身高要換算成公尺單位，那麼就是78除以1.78的平方，唔……」姜阿姨拿出紙筆快速畫了幾下，「24.6，超過標準了。」

「所以接下來，我還要積極減重？」哇！要做的功課越來越多啦。「沒有超出太多，不過，以你的身高來說，標準體重應在61到75公斤這個範圍內。」

齊峻摸摸下巴，說是要減重，其實他並不十分明白該怎麼做才對。當然他知道減重就是吃少一點、多動一點，但他自認已經改掉宵夜習慣，也在飯後散步了，更何況，他的工作就是不停地走動，難道運動量還不夠嗎？

他再望一望姜阿姨，期待她會掏出什麼錦囊妙計來幫幫他。突然間，他發現初識時滿頭白髮的長者，今天看起來頭髮好像烏黑了一些，不像之前那樣白得發亮，是染髮了嗎？

齊峻疑惑著，卻覺得如果問出口，好像在刺探隱私似的；而且，認識姜阿姨至今，她都是像隨時提醒他、給予教導的智者一樣，從未說出關於自身的任何事情，或是洩漏出很自我的心情，跟他周圍的長輩有很大的不同。所以，主動詢問她比較私密事情的這種行為，並不恰當。

注意到了齊峻探詢的眼光，姜阿姨又從她的百寶袋裡拿出一小張護貝好的紙卡。「我曉得你的飲食已經跟過去很不一樣了，但是，想要更有效的減重，我想你先從這個飲食計畫來做做看。」「好的，姜阿姨。」齊峻接過後，快速掃描一遍。

1500大卡DASH飲食計畫

食物類別	每日份數	每份份量	換算成一天份量
全穀根莖類	6份	1片麵包 1/4碗飯 1/2碗麵	1.5碗糙米飯
蔬菜類	4份	一碗生菜 半碗熟菜	2碗燙青菜
水果類	4份	1個中型水果 1湯匙果乾 120c.c.鮮果汁	4顆（碗）水果
低脂/脫脂乳製品	2份	鮮奶240c.c. 優酪乳200c.c. 起士1片	1大馬克杯 （500c.c.）
雞/魚/偏瘦肉類	3份或更少	3支手指頭大小	比一個手掌小
核果種子	4-5份/週	1湯匙	少於1湯匙
油及油脂	少於3份	1茶匙	少於1湯匙
甜食類	少於5份/週	1湯匙果醬 1湯匙糖漿 1杯含糖飲料 1份有糖點心	少於1次

「一個成年人每天應當攝取的熱量，在2000大卡以上，又因為性別、年齡、活動量的不同會有些差異。這份根據『得舒』重點編列的飲食計畫，可以讓你吃進足夠的營養成分與卡路里，又可以達到控制血壓、正確減重的目標。」姜阿姨又掏出一份表格，「喏，根據活動程度不一樣，在攝取熱量上可以按照這個做調整。」

按熱量攝取DASH飲食份量表

		份數/天	
	1500大卡/天	1800大卡/天	2000大卡/天
適合族群	低度活動量	適度活動量	較大活動量
全穀根莖類	6	7	8
蔬菜類	3-4	4	5
水果類	4	4	5
低脂/脫脂乳製品	2	2	3
雞/魚/偏瘦肉類	3	4-6	6
核果種子及豆類	1	1	1
油及油脂	2-3	3	3

均衡食物代換表

一份主食醣類15公克（70大卡）

米與米製品
＝1/4碗飯（50公克）＝1/2碗稀飯、米粉、米苔目
＝1塊蘿蔔糕（6×8×1.5公分）＝10粒無餡湯圓

麵與麵製品
＝1/4包烏龍麵
＝1/3饅頭（30公克）、1/3球陽春麵
＝1/2碗煮熟麵條
＝1/2個漢堡＝1片（小）土司（25）公克
＝1個（不包餡）小餐包　＝2平湯匙麥片＝3片蘇打餅
＝3張大餛飩皮　＝7張小餛飩皮
＝4張餃子皮

根莖類
＝1/4碗番薯、芋頭
＝3/4碗南瓜、蓮藕
＝1/2碗馬鈴薯、玉米、山藥

雜糧類
＝1/4碗紅豆、綠豆、豌豆、蠶豆
＝1/2把冬粉
＝2平湯匙西谷米、粉圓（生）、薏仁
＝4條小的甜不辣

一份中、低肉類（55~75大卡）

＝1兩瘦肉＝2平匙（豬、牛、羊、雞、鴨、鵝、魚肉、海產）

＝1/2支棒棒腿

＝1個蛋（＝5個鵪鶉蛋）

＝2平湯匙肉鬆＝2～3片火腿

＝5個脆魚丸（不包肉）

＝6隻草蝦仁（中）

＊不建議蹄膀、後腿肉、梅花肉、牛腩、大腸、香腸、熱狗、
　加工餃類、內臟類食物

一份中、低豆製品（55~75大卡）

＝1/2盒盒裝豆腐

＝1/2碗毛豆＝1/2條麵腸＝1/2片濕豆包

＝3/4塊素雞

＝1塊板豆腐＝1塊黃豆乾

＝1杯不加糖豆漿（240cc）

＝2塊五香豆乾＝2塊三角油豆腐

＝2湯匙黃豆

＝3個百頁結＝3個油豆腐泡（所含油脂高，不建議食用）

＝不建議百頁豆腐與加工豆製品

均衡食物代換表

一份奶類醣類12公克（80～120卡）
＝一杯（240 c.c.）低脂奶或（200c.c.）保久乳
＝3平湯匙低脂奶粉（含脂肪 4公克，熱量120大卡）
＝一杯（240c.c.）脫脂奶
＝3平湯匙脫脂奶粉（脂肪含量低，熱量80大卡）
＝200 c.c.無糖低脂或脫脂優酪乳
＝100公克優格

1份水果醣類15公克（60卡）
＝1個中型橘子、柳丁、桃子、土芒果、土芭樂、紅柿、蘋果、水梨、楊桃、水密桃、加州李、奇異果等
＝百香果、蓮霧、棗子2個
＝荔枝、龍眼5個
＝葡萄、櫻桃、小草莓10個
＝芒果、木瓜1/4個
＝香蕉1/2根、泰國芭樂1/2個
＝香瓜、西瓜、哈密瓜切塊平裝一碗

1份蔬菜（25卡）
＝1碟（蛋糕盤）煮熟蔬菜 如常見的地瓜葉、花椰菜莧菜、芥藍菜……之外，大番茄、 蒟蒻、木耳、杏鮑菇均為蔬菜

1份油脂（45大卡）
＝1茶匙油（橄欖油、芥花油、玉米油、花生油、 　　　　　　沙拉油、麻油） ＝2茶匙沙拉醬、花生醬、乳酪、乳瑪琳＝1/2節香腸＝7粒腰果 ＝8粒杏仁果＝10粒（大）或15粒（小）花生仁 ＝4平湯匙酪梨（50公克） ＊不使用豬油、不吃餅乾、甜鹹點心、蛋糕、洋芋片、 　蔥油餅、燴飯、炒飯

姜阿姨又將紙張翻到背面，繼續說明，「至於每一份分別可以吃的食物可以如何替換，可以對照上二頁的表格，這樣你就很清楚該怎麼分配了。」

　　「看來我需要擬定每天的菜單了。」密密麻麻的食物選擇，本身就好像菜單一樣，但是該怎麼組合在一起呢？姜阿姨讚許的點點頭，微笑著說，「不錯！你很有心，也很認真哪。來吧！這個菜單給你參考參考。」

　　「那你按照右邊表格範例，再根據食物代換表變化材料，就可以有很多套專屬你自己的健康菜單了。記住，主食類盡量以全穀根莖類為主，也就是糙米、五穀米、薏仁、紫米、地瓜、南瓜……等，食物的選擇方面，可以看這裡！」姜阿姨指一指另一張A4大小的紙張。

　　「姜阿姨，這和我上次跟您碰面完後，另外又找些資料整理的筆記很像耶！不過，您的這份又更詳實了，想不到您的資料這麼豐富。」說完以後，齊峻想到姜阿姨以前說她曾在醫院服務，但所謂「服務」的程度是到哪裡卻完全不知情。

00大卡菜單範例

食物	份量	給予份數
全麥土司（或大燕麥片） 低脂鮮奶 綜合堅果（粒/粉） 蘋果	2片（或6湯匙） 240c.c. 1湯匙 1顆	2份主食 1份低脂乳製品 1份核果 1份水果
五穀米飯 炒豆苗 西芹炒雞柳 　西芹 　雞柳 植物油 奇異果	半碗 1碗 30g 90g（約3湯匙） 3茶匙 1顆	2份主食 2份蔬菜 0.3份蔬菜 3份雞/魚/偏瘦肉類 3份油脂 1份水果
低脂原味優格 橘子	1小杯（200g） 1顆	1份低脂乳製品 1份水果
糙米飯 燙花椰菜 番茄豆腐湯 小白菜 番茄 豆腐 檸檬蒸魚 哈密瓜	半碗 1碗 50g 50g 半盒 60g（約2湯匙） 1碗	2份主食 2份蔬菜 0.5份青菜 0.5份青菜 1份雞/魚/偏瘦肉類 2份雞/魚/偏瘦肉類 1份水果

（左側欄位由上而下為：餐、餐、點、餐）

均衡飲食建議

六大類食物	一日建議攝取份量（1500卡）	建議的食物
主食類	2碗飯	全穀物麵包、燕麥大麥、雜糧米飯、紅豆、綠豆、薏仁、山藥、玉米、地瓜……等
奶類	1杯（240 c.c.）	脫脂與低脂的牛奶、優酪乳、低脂低鹽起司……等
豆、魚、肉、蛋類	4份	新鮮瘦肉、去魚肚的魚、去皮家禽、蛋、新鮮豆腐及其製品如豆腐、豆漿、豆花、豆乾及素雞
蔬菜類	4份	攝取各式不同顏色新鮮蔬菜 綠色：菠菜、四季豆、青花椰 紅色：紅蘿蔔、紅椒、番茄 黃色：黃椒、玉米筍、竹筍 黑色：香菇、木耳、海帶 白色：蒟蒻、菇類、洋蔥
水果類	3份	各式新鮮水果
油脂類	2湯匙	植物油：芥菜花油、橄欖油、苦茶油、葵花籽油、紅花籽油、玉米油及沙拉油

不建議的食物
蛋糕、甜鹹餅乾、奶酥麵包、薯片、油麵、油飯、蔥油餅、燴飯、炒飯、餡餅……等
全脂奶、乳酪、全脂起士
內臟、蝦頭、蛋黃、烏魚子、加工製品（中西式火腿、香腸、牛肉乾、肉鬆、魚鬆、炸雞）、絞肉、肉丸；醃製、罐製、滷製的成品，如豆腐乳、麵筋、素火腿、素肉
醃製蔬菜，如榨菜、酸菜、泡菜、醬菜、花瓜、筍茸、梅干菜、雪裡紅、筍乾、加工蔬菜汁及各種加鹽的蔬菜罐頭
醃漬水果、蜜餞、脫水水果、各類罐裝水果、果汁粉及加工果汁
奶油、乳瑪琳、沙拉醬、蛋黃醬、肥肉、動物油、椰子油、棕櫚油、烤酥油、烘培或油炸食物

但是，直到目前為止，看來這位長者的醫療經驗不可小覷哪！

「這都要感謝我以前的病人朋友。話說回來，那張1500大卡菜單，是以三餐都是自己能動手準備的前提下設計的，對於你來說，不容易做吧！？」

「我經營自己的個人工作室，有個小小的廚房可以煮食，早餐跟晚餐大概還能做到，午餐時間因為要搶時間工作，通常還是以外食居多。」但想到最近的便當，齊峻還是忍不住皺起了眉頭。

「那麼，外食怎麼吃怎麼選，也很重要了。」

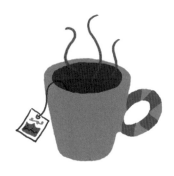

一般來說，火鍋店的湯頭鈉含量都比較高，
會加重高血壓的病情，不建議飲用

　　姜阿姨停頓幾秒鐘，略略思考一下，露出一個饒富
趣味的笑容，「這樣好了，今天換一下方式，不要說太
多話，你先做做這個吧！」

　　「我們先從麵攤開始，假如點菜單上的主食類有
陽春麵、魯肉飯、肉羹米粉、乾意麵，你會怎麼點餐
呢？」

　　齊峻想了想，以前的話他鐵定會挑魯肉飯跟肉羹米
粉，因為「無肉不歡」嘛！可是現在他慢慢減少肉食比
例了，而且這兩個答案一定不OK。「我選乾意麵。」
「接著是湯品，有貢丸湯、蛋花湯、酸辣湯、豬血湯、
味噌豆腐湯，你選哪一道？」「我挑酸辣湯。」

　　其實他以前根本不喝這酸酸辣辣的湯，只是他考
慮，這道湯裡有很多配料，就營養上來看應該是比較恰

當的吧。「最後是小菜了，涼筍沙拉、炸豆腐、涼拌小黃瓜、豆干海帶、肝連小腸？選兩種吧！」

以前到麵店時，他從不會想太多，隨手就比了櫥櫃裡的什麼豬耳朵、三層肉、紅燒肉呀，當作配菜。但現在他知道內臟類要少吃了，所以不應當選肝連小腸，炸豆腐是油炸物，同樣不宜，嗯，選蔬菜比較安全，「竹筍沙拉、涼拌小黃瓜。」

「如果是我呢，建議你主食改選陽春麵，因為像是乾麵、炒麵、炒飯這一類主食，為了讓口感更好，會加進很多油跟調味料，而且還會緊緊地包覆在麵條或白飯上，無法去除。相比之下，陽春麵的含油量與熱量偏低一些，不過要小心，湯頭就不要喝了，或喝一兩口就好。也可請麵攤老闆少加點油跟鹽。」

「至於湯，你已經知道貢丸是加工品不該選了，其他選項被刪掉的原因可以說說嗎？」齊峻不好意思地嘻嘻笑，「我是想，酸辣湯裡比較多配料，比較符合營養吧！所以其他湯就很自然地被刪掉了。」「如果這道酸辣湯沒有勾芡，是清湯，就會比較理想，或者你只吃配

料不喝湯也行。有沾粉、勾芡的食物盡量不要吃。蛋花湯其實應該是蠻不錯的湯，但外面小吃店都會加入較多香油增添香味，也可以請老闆調整。」

「豬血湯呢，或是其他動物血類食物，都有膽固醇的疑慮，最好也少吃；用來增香的沙茶醬也是問題之一。味噌豆腐湯可以選，不過同樣要小心味噌的鹽分問題，請老闆手下留情，湯裡可以的話盡量不要再加鹽巴進去。」

「涼拌小菜的部分，大家通常都以為熱量並不高，對吧！？但其實注意一下，裡頭一樣都加了不少香油喔。涼筍沙拉要留意其中最重要的沙拉醬，這是用油、蛋黃做成的，熱量高，對心血管也沒有好處。」

「真要吃的話，把沙拉醬撤掉，新鮮的筍子口感很鮮甜的，根本不需要額外添加調味。滷味類的豆干、海帶可以選，但是幾乎所有小吃店又會另外加進一大瓢醬油膏或甜辣醬等等醬料，還好這個問題是可以解決的。」「所以不是不能吃，而是要注意吃的方式。」「正確！就跟油炸的食物能避免就避免，萬不得已要吃

的時候，先去皮後再食用的意思是一樣的。」齊峻回想前幾天工作室的便當事件，心裡揣測著如果當天要那兩個年輕人把酥脆的外皮去掉，應該會被他們視為外太空來的異類吧。

「你們年輕人很愛吃的涮涮鍋，如果多注意一些細節，倒也未嘗不是個比較理想的外食選擇。」「嗯，就是火鍋料的選擇嗎？丸類、餃類、甜不辣這一類的加工食物不要吃。」

「這是其一，我們可以先從湯頭說起，日式湯底會比中式沙茶湯底好，泡菜、酸白菜或是加了高湯塊的湯頭，也都會對心血管造成負擔」。

「一般來說，火鍋店的湯頭鈉含量都比較高，會加重高血壓的病情，不建議飲用。如果是在家自己煮的話，用大量的新鮮蔬菜或昆布熬煮成的湯底，就安心點了。沾醬部分，我想你心裡應該有譜了。」

齊峻點頭，「醬油、沙茶醬、辣椒醬，太油也太鹹，盡量不要用。可以用少量的醬油、白醋，搭配蔥、

薑、蒜、香菜來調味。」「觀念很正確呀。所以，外食
只要改變一下選擇跟吃法，也可以達成得舒飲食與減重
飲食的原則。」

　　傍晚回家前，齊峻先到傳統市買了材料，準備照著
姜阿姨給的菜單料理這一天的晚餐。「少年ㄟ，這蔥仔
送你嘿！」賣菜的老闆親切的塞了一小把青蔥，「啊有
要薑嗎？要的話也給你，我等一下要收攤了。」真是太
好了，本來要再多花錢買的辛香料，居然省下來了。

　　他把糙米改成胚芽米，用電子鍋煮飯的同時，將花
椰菜洗洗切切，燙煮時也順便煮了一小鍋番茄豆腐青菜
湯，好用的電鍋裡再放進一小尾魚炊蒸。等到飯菜都完
成時，他看看時間，「哇！煮飯不難嘛。」滿意的開始
用餐。

　　「一開始份量改變時，你一定會感覺吃不飽，不妨
可以先喝點湯，再吃青菜跟魚、肉類，尤其蔬菜，只要
不多加調味，多吃一點也不會增加什麼熱量。最後再吃
飯，重點就是吃飯速度盡量放慢。」齊峻的腦中又重播
了一次姜阿姨的提醒，並且照著這個步驟一一進行。

117

剛吃完晚餐時，齊峻實在是覺得自己並沒有吃飽的感覺。可是等坐在書桌前開始準備寫週記，他驚訝地發覺，自己的思緒格外清晰，身體也很輕鬆，並不像過去晚餐後整個人總是昏昏欲睡的。

他寫下：

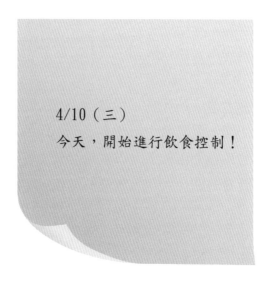

4/10（三）
今天，開始進行飲食控制！

之後，他將今天姜阿姨給他的紙本資料一一黏貼起來，然後又寫下一些提醒自己的小重點。

主食

炒麵、炒飯、燴飯料理不宜多吃，油量多不易去掉，以太白粉做成的芡汁，都會增加負擔。

配菜

1. 三餐中的青菜要多吃，可以增加飽足感。

2. 糖醋、咕咾口味或是排骨酥料理，肉食都經過油炸處理，要少吃。

3. 以碎肉再製的食品，如肉丸子、獅子頭、肉餅或是火腿、香腸等等，為了增加口感都加進了過多油脂，不宜多吃。

4. 經過勾芡的菜餚，需先將湯汁瀝乾後再食用，避免吃下過多熱量。

5. 如果要吃生菜沙拉或涼拌蔬菜，選擇清爽的日式醬汁或以橄欖油製成的油醋醬，會比充滿了油脂、糖、蛋黃的千島醬來得理想。

6. 肉品的選擇上，海鮮優於雞肉，雞肉優於豬肉，牛肉及羊肉則為最後的選項。

湯品、飲料

1. 西式的玉米濃湯、南瓜濃湯使用了麵粉與大量奶油製成，不宜飲用，應以清湯為主，上層若浮有油脂，應加以去除。

2. 餐館裡提供的果汁、汽水、甜食，熱量都很高，應以無糖綠茶、咖啡，以及新鮮水果、無糖果凍來替代飯後點心。

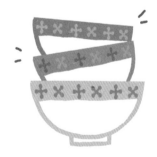

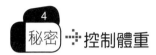

「齊先生，你也來跑步唷！」齊峻停下腳步一看，原來是住在工作室樓上的鄰居歐吉桑朱先生，對方穿短袖短褲的，一副也是來運動的樣子。

「大哥，你好！」說起話來，齊峻覺得自己有點上氣不接下氣了，天啊！才不過跑了三圈而已啊！但朱先生看起來卻好像是臉不紅氣不喘的樣子，也不知道跑多久了。

「厚，運動不錯喔，以前沒在這裡看過你吶。」朱先生又開始跑了起來，為了回應他，齊峻只好也跟著跑。

雖然他們跑的速度不快，可是一邊要回話，真的有累的感覺。「欸……，我是這……兩天才開始……跑的。大哥，你……常來跑？」也許是察覺到他氣喘吁吁的，鄰居歐吉桑減慢速度，開始改成快走，「我喔，都來這裡慢跑了十多年啦，每天都要來流流汗呢，遇到下

雨我就真甘苦，沒跑到全身就很不蘇胡。」「那我要跟你多學習！」

「麥安呢共，我先來造厚，你慢慢來嘿！」以前看到這位鄰居，只覺得他瘦瘦的，跟他那「牽手ㄟ」站在一起，更顯得瘦小，但現在看著他慢慢跑離的背影，突然才注意到他其實是很精瘦的身材，再低頭看看自己，唉！再練個十年吧。

回家沖了個澡，站上磅秤，瘦了一公斤，四天減了一公斤。他記得姜阿姨說以他的身高來說，體重應該是60多到75公斤左右吧！啊，對了，姜阿姨那天有給了一張表格，裡面就是跟體重有關的資料，他趕緊從筆記本裡翻找出來。

身體質量指數（BMI）　計算法
BMI（Body Mass Index）＝
體重（公斤）÷身高（公尺）÷身高（公尺）
理想體重：$18.5 \leq BMI < 24$
體重過輕：$BMI < 18.5$
體重過重：$24 \leq BMI < 27$

輕度肥胖：27≦BMI＜30

中度肥胖：30≦BMI＜35

重度肥胖：BMI≧35

　　此外，腰圍也是作為判斷肥胖的標準之一，即使BMI值在標準範圍內，但假如男性腰圍超過90公分，女性超過80公分，亦屬於肥胖。

　　也可採用另一種快速計算理想體重的方式：

男：（身高（cm）-80）x0.7＝體重（公斤）

女：（身高（cm）-70）x0.6＝體重（公斤）

＊計算的結果，體重在正負10％都屬正常。

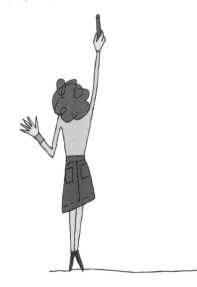

成人體位

身高 （公分）	體重 過輕	標準	體重 過重	輕度 肥胖	中度 肥胖	重度 肥胖
150	＜41.6	41.6〜54.0	＞54.0	＞60.8	＞67.5	＞78.8
151	＜42.2	42.2〜54.7	＞54.7	＞61.6	＞68.4	＞79.8
152	＜42.7	42.7〜55.4	＞55.4	＞62.4	＞69.3	＞80.9
153	＜43.3	43.3〜56.2	＞56.2	＞63.2	＞70.2	＞82.0
154	＜43.9	43.9〜56.9	＞56.9	＞64.0	＞71.1	＞83.0
155	＜44.4	44.4〜57.7	＞57.7	＞64.9	＞72.1	＞84.1
156	＜45.0	45.0〜58.4	＞58.4	＞65.7	＞73.0	＞85.2
157	＜45.6	45.6〜59.2	＞59.2	＞66.6	＞73.9	＞86.3
158	＜46.2	46.2〜59.9	＞59.9	＞67.4	＞74.9	＞87.4
159	＜46.8	46.8〜60.7	＞60.7	＞68.3	＞75.8	＞88.5
160	＜47.4	47.4〜61.4	＞61.4	＞69.1	＞76.8	＞89.6
161	＜48.0	48.0〜62.2	＞62.2	＞70.0	＞77.8	＞90.7
162	＜48.6	48.6〜63.0	＞63.0	＞70.9	＞78.7	＞91.9
163	＜49.2	49.2〜63.8	＞63.8	＞71.7	＞79.7	＞93.0
164	＜49.8	49.8〜64.6	＞64.6	＞72.6	＞80.7	＞94.1
165	＜50.4	50.4〜65.3	＞65.3	＞73.5	＞81.7	＞95.3
166	＜51.0	51.0〜66.1	＞66.1	＞74.4	＞82.7	＞96.4
167	＜51.6	51.6〜66.9	＞66.9	＞75.3	＞83.7	＞97.6

身高 （公分）	體重 過輕	標準	體重 過重	輕度 肥胖	中度 肥胖	重度 肥胖
168	＜52.2	52.2～67.7	＞67.7	＞76.2	＞84.7	＞98.8
169	＜52.8	52.8～68.5	＞68.5	＞77.1	＞85.7	＞100.0
170	＜53.5	53.5～69.4	＞69.4	＞78.0	＞86.7	＞101.2
171	＜54.1	54.1～70.2	＞70.2	＞79.0	＞87.7	＞102.3
172	＜54.7	54.7～71.0	＞71.0	＞79.9	＞88.8	＞103.5
173	＜55.4	55.4～71.8	＞71.8	＞80.8	＞89.8	＞104.8
174	＜56.0	56.0～72.7	＞72.7	＞81.7	＞90.8	＞106.0
175	＜56.7	56.7～73.5	＞73.5	＞82.7	＞91.9	＞107.2
176	＜57.3	57.3～74.3	＞74.3	＞83.6	＞92.9	＞108.4
177	＜58.0	58.0～75.2	＞75.2	＞84.6	＞94.0	＞109.7
178	＜58.6	58.6～76.0	＞76.0	＞85.5	＞95.1	＞110.9
179	＜59.3	59.3～76.9	＞76.9	＞86.5	＞96.1	＞112.1
180	＜59.9	59.9～77.8	＞77.8	＞87.5	＞97.2	＞113.4
181	＜60.6	60.6～78.6	＞78.6	＞88.5	＞98.3	＞114.7
182	＜61.3	61.3～79.5	＞79.5	＞89.4	＞99.4	＞115.9
183	＜62.0	62.0～80.4	＞80.4	＞90.4	＞100.5	＞117.2
184	＜62.6	62.6～81.3	＞81.3	＞91.4	＞101.6	＞118.5
185	＜63.3	63.3～82.1	＞82.1	＞92.4	＞102.7	＞119.8

哇！如果是照著速算法，那麼可要減到七十公斤以下才標準耶，還有得努力了。他再繼續閱讀著其他幾張資料，這是姜阿姨蒐集的剪報，紙頁上都已泛黃，得要把這些重點摘錄下來，好好再還給姜阿姨才行。

　　於是，齊峻開始在筆記本上抄錄著：

　　　想要有效率的減重成功，必須以穩定而緩的速度進行，最理想的速度應控制在：六個月內減輕原有體重的10%為宜（以78公斤體重來說，應在半年內減掉7～8公斤）。

　　　在飲食上，正餐一定要吃，三餐以外的時間不吃其他食物；搭配少糖、少脂肪，多多攝取蔬菜水果，便可達成。另外，非常重要的一點，就是要維持規律的運動習慣。

　　　許多研究指出，運動有助降低血壓，但錯誤的運動方式卻會對身體造成損傷，因此，高血壓患者應向醫師或專業人員諮詢，並掌握自己的身體狀況，選擇適合的運動。

1. 適合運動療法的對象：收縮壓180mmHg以上或舒張壓110mmHg以上的第三期高血壓患者，或有高血壓合併症的人，較適合從事簡單的伸展操，或應事先詢問醫師才可從事運動，以免血壓驟然飆高，引發其他更嚴重的疾病。而屬於第一期與第二期的高血壓患者，也不適合過於激烈的運動，適度且能持之以恆地進行，才能達成效果。

2. 運動強度及類型：應達到有點負荷感、但仍可正常說話的程度。活動量較大、會導致呼吸急促的無氧運動，如短距離快跑、舉啞鈴；應選擇可增進心肺功能的有氧運動，如快走、慢跑、游泳、騎自行車、爬山等等。

3. 運動時間與頻率：運動時間夠充足，才能發揮控制血壓的作用。過去沒有運動習慣的人，可先從運動15分鐘開始，再慢慢增加到30分鐘；或可將30分鐘分成三段時間進行。有運動習慣者，每次至少應保持30分鐘。每週至少三次，最好能逐漸養成每天運動的習慣。

4. 運動前的準備：穿著適當的衣服或戴上護具；運動前應做好暖身；並避免在炎熱天氣或冷空氣的狀態下運動。

5. 運動中的注意事項：運動時若感覺身體不適，例如出現暈眩、頭痛、明顯心悸或喘不過氣等等狀況時，應立即停止運動、休息一下。

6. 運動時必須補充足夠的水分，身體缺乏水分容易讓血液變得黏稠，引發心肌梗塞……等嚴重疾病。

7. 必須持續地運動才能有助於高血壓控制，如果在血壓降下後便中止運動習慣，有研究指出，少則四週、多則一年後，血壓便會再度升高。

秘密 → 選擇正確的生活形態

　　Jack在齊峻的攝影工作室擔任助理也有快兩年的時間了，雖然他並不是天天都得過來上班，只有齊峻忙不過來需要人幫忙時才會call他，不過再怎麼說，認識的時間不算短哪。

　　雖然他自認神經很大條啦，但是，他最近隱約覺得過去了解的小齊哥似乎變得不一樣了，不，是絕對變得不一樣了，嗯，再正確一點的說法，應該是他也變得太怪了吧！

　　早上進了工作室大門，當他手上如往常拿著一個漢堡跟奶茶大啃著時，卻看到齊峻埋頭在桌前，喝著一碗黏糊糊的東西。「小齊哥，你那個是什麼碗糕？」

　　「喂，講話好聽點，這是牛奶麥片粥啊。」這個才二十出頭的大男生，當時是朋友請託齊峻讓他來工作室幫忙，免得這個不愛念書的弟弟沒事可做，唯一能做的就是在各大學間不停進出、到處流浪。

本來齊峻想推辭的，畢竟獨立的個人工作室才剛成立，能不能養活自己都還是未知數呢，哪裡還能再請一個『助理』？太奢侈了。但是朋友再三懇求，甚至說在工作室營運尚未有盈餘時，願意自付薪水，為的只是要讓弟弟有個可以做點事情的地方。

　　「或許他在你這裡磨個一陣子，見見世面，就能找到自己的目標了。」朋友這樣說，於是乎，齊峻也就答應下來了。所幸，Jack並非懶散的孩子，只要把工作交給他，無論是準備器材、場地布置或打掃、買便當等等雜事，他都能完成，即便有時講話口無遮攔地太過直白，但看在他肯做、勤勞的優點，就一直留他到現在。

　　「牛奶麥片粥？」Jack用怪異的語氣重複一遍，連看著齊峻的眼神也怪異得不得了。「這是乖寶寶在吃的東西吧。」

　　齊峻沒理他，揮揮手，繼續舀完他的乖寶寶早餐。到了午餐時刻，雜誌社的編輯跟模特兒都說要出去外面吃，問了齊峻跟Jack要不要一塊去，齊峻拒絕了。Jack當然也不想去，那三個女孩子真能利用時間，拍照的空

檔，她們就吱吱喳喳的說個沒完，一下說工作完要去逛街血拼，一下又說哪裡有化妝品、包包在特價什麼的，想來中午吃飯更是大聊特聊一番了。「那小齊哥，我去買便當喔！」

「你買你的吧，我另外弄東西吃。」他昨晚便利用晚餐時煮了一小鍋五穀米飯，也蒸了一塊雞胸肉，接著只要加熱，再把青菜稍微燙一燙，跟雞肉、調味料拌在一起就可以吃了，搞不好便當還沒買回來，他就已經開動了呢。

「什麼好料要偷藏起來自己吃，我也要！」齊峻簡單說明了菜色，Jack露出厭噁的表情，「聽起來不怎麼美味耶，我還是去找我的雞排便當好了。」

用餐時，Jack盯著齊峻瞧，看看他吃的東西，再看看他的吃樣。終於忍不住了，「小齊哥，你吃飯的樣子怪裡怪氣！」正專心咀嚼的齊峻抬起頭來，「什麼？」他有清楚聽到Jack所說的話，但不了解他的意思。「我比你晚吃飯，現在都吃完了，你還在慢慢的咬著飯菜，是牙齒不舒服嗎？」

他是真的有點擔心，齊峻算起來應該是他的老闆，但是兩人相處以來，更像是哥兒們。為了將他賺得的薪水做適當的儲蓄，齊峻還用了半強迫的方法扣住薪資，一開始他是很不爽啦，可是當他突然需要一筆錢把那台破機車換掉時，這才發現齊峻的用意。從此，他把齊峻看做自己的家人，而不是一般的勞工雇主的關係而已。

喝！齊峻禁不住噴了個笑聲，「我牙齒很好，只是想慢慢吃完飯，反正那些女孩子也要一會兒才回來，既然不趕時間幹嘛吃得那麼快？」「但是你這樣吃飯，很不man吶！跟個老太婆似的。」

齊峻同樣不理會他的評論，繼續慢慢嚼著，並且，覺得這些食物吃起來還挺有滋味的哩。倒是另一頭的Jack，覺得齊峻應該是太久沒有女朋友，才會變得這麼清心寡慾的，太不正常了，得趕快幫他介紹對象才行！

快走加慢跑，連續兩週下來，齊峻這次在捷運前兩站下車前往醫院的路上，覺得腳程快了許多，腳步也輕鬆不少。他也明顯感覺連在平常工作的時候，精神也更加集中，不容易感到疲累。所以近來的工作總是能很快

地抓到節奏，比起預定結束的時間更早完成，不但他自己開心，就連雜誌社、出版社的工作夥伴也都眉開眼笑的。可是呢，唯一的問題就是，正因大家都滿意這樣的工作模式，只要一有case，便直接想到「找齊峻」，真是應驗了一句話：有一好沒兩好。

而這次隔了兩週才與姜阿姨再碰面，是因為姜阿姨上次說她有點事必須暫停一次，結果他上週三突然間空了下來，還真有點不習慣呢。出乎意料地，原以為又要比姜阿姨晚到達，齊峻轉進小公園的涼亭後卻沒見到人，既然沒事可做，他開始在涼亭周邊快走起來，眼睛一邊注意有無人影的出現。

也不知過了多久，齊峻覺得自己都要出汗了，但仍欲罷不能。「不好意思哪，讓你等我！」姜阿姨什麼時候來的？剛才自己分別很注意周遭動靜的呀！

齊峻緩緩停下腳步，「別這樣說，您慢慢來。」看著姜阿姨的臉由遠至近，很奇怪地，前兩週見她時感覺頭髮變黑一些、有點偏灰了，這週髮色變得更灰黑。但是那張臉……，看起來已經不像初見面時的光滑年輕

了，可以清楚看到皺紋、法令紋，是還不到蒼老的地步啦，不過就是明顯跟兩週前有極大的差異，還是之前自己沒觀察到？

「剛剛在路上遇見一個老朋友，聊著聊著就超過時間了。」「我也是剛到沒多久啊！」齊峻扯了個善意的小謊。「我看你方才正在快走運動嗎？」噢！「是啊，我想說能利用時間多動就盡量作，因為這幾天晚上的天氣都不是很穩定，有點影響到我運動的次數。」

「很高興聽你這樣說，看來你已經養成運動的習慣了呀！」「一開始真的有點難，最近幾天有漸入佳境的感覺。」姜阿姨坐下來之後，齊峻也才跟著坐下。「所以身體有任何改變了嗎？」「是的。」齊峻把紀錄的數據從手機裡點滑出來，一一向姜阿姨報告，「體重下降1.5公斤，最近一星期早上的血壓平均值是140、88，這是數值的部分。至於比較感覺性的，我覺得精神、體力都變好了。」

「聽起來成果很不錯，繼續加油啊！」「謝謝姜阿姨，這都是您慷慨給予的寶貴建議，真的很感謝您！」

　　「這也要你肯聽進去、願意去做才有用啊！」接下來姜阿姨突然臉色一黯，「我剛剛遇到的老朋友，兒子也才三十多歲，前一兩年被檢查出患有高血壓，卻無法規律服藥，認為自己身體沒有異樣便自行停藥，加上抽菸、喝酒的習慣不改，仍然保持大魚大肉的飲食方式，忽略就醫，結果……前一陣子發生急性心肌梗塞，年紀輕輕就離開了。」

　　好一個活生生血淋淋的實例！齊峻一時間也不知道該說些什麼，然後腦中出現「忽略就醫」四個大字。話說回來，自從上次營養師衛教的門診莫名其妙沒看到之後，自己因為仗著有姜阿姨這麼一位「看似」、「聽似」經驗豐富的長者，他也就自動遺忘再次掛號就醫這件事，這樣好嗎？

　　「好吧，那麼今天我們就來檢視你的生活。」這次，換姜阿姨拿出紙筆，不知要記錄些什麼哩。「姜阿姨您想了解哪一方面的呢？」齊峻正在想是不是要把每天從早到晚的行程都像流水帳的報告一遍。「嗯，那就先說說一些不良習慣好了。抽菸、喝酒？」齊峻馬上快速地擺擺手，「噢，這些現在都沒有做了。其實以前我

也不太喜歡這些，都是剛好有朋友邀請，才跟著抽抽小菸、喝一兩杯小酒。」

「酒呢，並非完全不能碰，反而有研究指出：喝適量紅酒可以防止動脈受損，對健康有益。不過，過量飲酒則會讓血壓升高，而且酒精中的熱量蠻高的，也會影響控制體重的效果。基本上，一瓶啤酒或一杯120c.c.的紅酒是可以接受的。」

「姜阿姨，那麼抽菸呢？它跟高血壓之間的關係？」「我們都知道，香菸中的主要成分是尼古丁，對吧？尼古丁會使血管收縮、心跳加速，所含有的一氧化碳也會增加血液循環，這些作用都會促使血壓升高。另外，抽菸也會讓體內的三酸甘油脂和膽固醇開始產生囤積，增加罹患心血管疾病的危險，譬如動脈硬化、心肌梗塞等等。」

還好自己向來就不喜好菸草的味道，曾聽過太多有抽菸習慣的朋友講了八百次戒菸之類的話，卻總是戒不掉。「接下來，你的睡眠情況怎麼樣呢？每天睡覺的時間，還有品質？」「在遇見姜阿姨之前，我是半夜還在

工作的夜貓子，因為自己開工作室，通常都是睡到有工作前才起床。現在，我都盡量在12點以前上床，早上7點半左右起床，大部分時間都可以一覺到天亮。」齊峻搞不太懂，睡覺跟血壓又有什麼關係了呢？

當他一邊描述時，姜阿姨也一面在紙上抄抄寫寫的，「原則上，我們人在睡覺時的血壓是最低的，即使某些人平常血壓偏高，到了睡眠時血壓值也能恢復正常。如果高血壓患者沒有好的睡眠品質，血壓就沒辦法降低，對血管會形成損害。」

「而睡眠品質就包括了你剛剛說的時間，還有熟睡與否這兩件事。不只是要睡足時間，更要求要早睡早起。以你現在調整成的睡眠時間，與半夜三點睡、早上十或十一點起床相比，前者的品質顯然要好很多，對維持血壓的穩定非常重要。」

「那麼，以前常聽到報導說人要睡滿八小時才夠，這是一定的嗎？」「很多研究的確建議，成年人每天應睡7至8小時，我想這也未必，可以視個人狀況而定，有的人也許睡6小時就夠了。不妨用幾個指標來看看自己

是否睡足了，比方說半夜不會一直醒過來，可以像你一樣一覺到天亮；起床時不會有倦怠感，也沒有頭痛不舒服的現象；白天不會打瞌睡，有好的專注力……等。」

聽起來挺不賴的！齊峻心想，現在的我可以說是睡得很不錯喔，特別是晚上運動完後，回家再沖個澡、聽點喜歡的爵士樂，上床後便能很快入睡。不像以前，工作到半夜後，明明很累很想睡，可是一躺在床上卻是翻來覆去，腦袋裡還不停想著隔天要進行的工作，往往得花上一段時間才能沉沉睡去。

「你最近養成的夜間運動習慣，也幫助你好睡不少吧？」是沒錯！他發現還有紓壓的效果。每個運動的晚上，總能在公園裡碰到鄰居朱先生，雖然對方跑的速度跟時間遠遠超過他，但只要兩人碰頭了，這位大哥總是用帶著台灣腔的國語跟齊峻閒聊兩句，譬如：

「噢！你自己開工作室，很厲害溜！」「你那邊素不素常常有很多模特兒或明星來拍照啊？」「人厚，要活就要動啦，我那『牽手ㄟ』，說什麼也不肯跟我出來運動，每天吃飽飽就給電視機看，你有沒有看到，她越

來越富貴了？」諸如此類的對話，讓齊峻可以暫時擺脫
工作的緊繃氛圍。雖然有時話題難免會圍繞在工作上，
但是那種感覺是截然不同的。他發現，「運動流汗」跟
「與朱大哥交談」加總起來的紓壓效果，很可觀！

　　「規律的運動，不但可以消耗熱量，有助體重控
制。很多醫學報告也指出，每天盡可能達到30分鐘的
運動量，具有降血壓的功效，甚至可讓舒張壓降低約
10mmHg，這可是相當於服用一種降血壓藥物的程度
唷。」

　　「想不到運動帶來的好處竟有那麼多！」可是過去
自己卻常常說沒時間運動，事實上是對自己的身體太不
用心啦。「是啊！所以希望你持之以恆哪。那麼，你的
飲食方面呢？」「我盡量照著得舒飲食的原則來吃東西
了，然後，比較明顯的改變就是……，我現在覺得外食
很難吃，特別是便當！」

　　姜阿姨哈哈地笑了幾聲，「很多吃慣外食的人一開
始改吃清淡飲食時，多半都會很不習慣；但是一旦習慣
食物原味的人再回頭吃外食的話，不僅會吃不慣，很多

人甚至會產生不適現象，像是腹瀉啦、吃完後特別口渴之類的。」

「油和調味過重的關係。」齊峻用自身的經驗下了個結論。「嗯。這樣看來，你的生活型態有達到健康的標準啦。要記住，還是得保持定時量血壓、正常服藥的習慣，千萬不可以自行減量或停止服藥。想減少藥量的話，一定要跟醫師討論。」

醫師醫師……，至今還沒回診呢。對啦，算一算不是應該要回門診跟醫師拿藥的時候了嗎？怎麼自己還有藥可吃呢？等一下回家要記得看看藥袋上的說明。

「小齊，很高興認識你，相信未來你的身體在努力之下，一定會變得更好更健康。我已經將我所知的都告訴你了，這些資料你留著慢慢讀，下週起不必再來這裡啦！再見。」

咦？這是怎麼回事？是在告別嗎？齊峻正在思索適合的用詞，是要說感謝的話呢？還是說「姜阿姨，我希望可以再碰面多跟您學習？」當齊峻再轉頭面向姜阿

姨，想說些什麼的時候，人居然不見了！這太奇怪了
吧，短短不到幾秒鐘的時間，姜阿姨是飛也似地用快跑
速度離開了嗎？為什麼這麼趕？

這時，一個閃亮亮的小東西吸引了他的視線，有條
項鍊好整以暇的躺在姜阿姨原來坐的位置上，底下壓著
一個有點厚度的牛皮紙袋。齊峻拿起項鍊端詳，是了，
這原來是姜阿姨掛在脖子上的飾品，一大一小的十字架
純銀項鍊。

糟了！認識至今，手上卻沒有任何姜阿姨的聯絡方
式，如今她又翩然離去，完全沒給說話的機會，該怎麼
還給她呀！於是，齊峻忽地站了起來，走出涼亭，她畢
竟是上了年紀的人，應該不會走得太遠，「姜阿姨！姜
阿姨……」

突然間，一隻手往他肩膀上拍了一下，「先生，先
生，你的東西掉了！」他一個踉蹌，差點跌了一跤。

> 如果高血壓患者沒有好的睡眠品質，
> 血壓就沒辦法降低，對血管會形成損害

　　睜開惺忪的雙眼，這裡是哪裡？是和姜阿姨見面的小公園啊，我怎麼會睡著了？剛才明明在尋找姜阿姨的呀！怎麼可能是坐在這兒打瞌睡？齊峻愣了一陣子，直到看著好心的路人幫忙撿拾掉在地上的紙袋，才恢復意識、趕忙起身接過，「謝謝你！」

　　腦袋漸漸的清醒，齊峻想通了。在候診時自己的確是走到醫院大樓外的小公園來準備打發時間，然後……，就在這個位置坐了下來，因為平時難得有這麼悠哉的空檔，不知不覺打了幾個呵欠，應該就是在這之後睡著了吧！？

　　那麼，跟姜阿姨的奇遇、自己那些健康的生活與改變，竟是一場夢？不會吧，那些畫面好真實哪。還有，手上的這袋東西是什麼？這不是屬於他的物品呀！

Part 4

併發症不來找的祕密

高血壓病患除規律就醫及按時、定量服藥之外,保持健康的生活型態,更是良好控制血壓的關鍵。

回到家後，齊峻仍然覺得自己處於一種神智不清與驚嚇未退的狀態中。

　　方才匆匆回到門診，診間護士還以為他是因為看診時間已經結束而出現這種怪異表情，連忙安慰他，「沒關係！你可以去掛晚間的診別，或者明天再來喔，不要緊的。」

　　重重的往沙發上一坐，齊峻還是想不通夢境為何如此真實。噢！對了，剛剛那包紙袋裝的是什麼？他一時間忘了在醫院做確認，搞不好是別人的東西剛好掉在他打瞌睡的座椅邊呢。

　　他往外出背包裡一掏，小心打開紙袋想看看有沒有任何關於失主的訊息，結果是一小疊密密麻麻的紙本說明，「高血壓患者的健康生活……」第一頁的首句話還沒讀完，齊峻覺得自己本來已漸漸消退的驚嚇指數又往上增加了好幾分。

高血壓患者的健康生活方式

高血壓病患除規律就醫及按時、定量服藥之外，保持健康的生活型態，更是良好控制血壓的關鍵，所謂健康的生活型態，包括：減鹽飲食、保持正常體重、不抽煙、節制飲酒、運動，以及固定測量血壓。

健康的生活方式不但可用於預防高血壓，在治療高血壓方面也有不錯的成效，對已經服用降壓藥物的人來說，有增強療效的作用，同時亦有助減少引發代謝症候群的危險因素，遠離心血管疾病及糖尿病⋯⋯等慢性疾病的發生。

嗯，他記得這些內容耶，就在那無比真實的夢裡出現過，不過，後面幾張關於併發症的部分，倒是很陌生。唔，該是跟夢中的自己一樣，要開始來勤作筆記了。

生活型態	建議作法
DASH 飲食法	這是一份以高鉀、高鎂、高鈣、高 進行的方法是透過三餐主要攝取全 肪量、降低總脂肪量來達成。但此 1. 腎臟病患：得舒飲食中的全穀類 　 質，這些高鉀、高磷食物對於後期 2. 糖尿病患：得舒飲食強調水果的攝 　 糖分攝取是否過量了。 3. 腸胃道功能不佳者：患有腸胃疾病 　 飲食恐有不適現象，攝取時不宜含
低鈉飲食	每日鹽分攝取應少於6g
體重控制	應維持在正常的體重範圍， $BMI = $ 體重（公斤）$/$ 身高^2（公尺）
每週規律運動	每週至少進行3次的體能活動，
飲酒限制	男性攝取酒精限制：每天應少於

膳食纖維與降低飽和脂肪酸及膽固醇為特色的飲食方式，實際

類，多吃水果、蔬菜，採用低脂乳製品，並且控制動物性脂

並非人人適用，有其限制對象，有疑問者應與醫師討論：

果種子與肉類含有不少的磷，大量的蔬果則提供了豐富的鉀

腎臟病人來説，並不適合。

，由於糖尿病人必須良好的控制血糖，因此務必要特別小心

人，例如胃潰瘍患者或吸收功能欠佳者，一開始採用全穀類

改變，應逐次增加份量。

其中含天然食物中所提供的1g鹽）

BMI值介於18.5～23.9。

好養成每天做有氧運動的習慣

ml；女性攝取酒精限制：每天應少於15ml

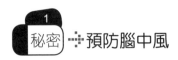 **秘密1 預防腦中風**

　　每日飲食中含鉀量高的食物，能預防高血壓的發生並有助血壓的控制，英國劍橋大學曾做過一份研究，指出多吃含鉀的食物（例如香蕉），罹患中風的機會將降低40%。

　　而美國心臟學會期刊所發表的文章中也認為，含有豐富鉀質的飲食能減少中風機率。世界衛生組織（WHO）為了幫助世界各國降低慢性疾病的發生率，除了將日常成人的鈉攝取量從2000毫克修正至2000毫克以下之外，也提出每天攝取的鉀至少應達到3510毫克的飲食準則。

　　因此，除了保持健康的生活外，得舒飲食中的高鉀攝取概念，對預防腦中風也有輔助效果。

高鉀飲食

　　「鉀」是一種礦物質，也是我們人體細胞中主要的陽離子，它可幫助體內過多的鈉離子排出，維持細胞內

液體與電解質的平衡，還能調節血壓。若能從飲食中獲得充足的鉀，不但可有降低血壓之效，對骨骼的健康、降低血脂與血糖也都有幫助。

當人體有中度缺鉀情形時，會導致血壓上升，對鹽的敏感度也會提高，增加心血管疾病、中風、骨質疏鬆與腎結石的風險。若是嚴重缺鉀則會引發低鉀血症，會有四肢無力、心律不整……等症狀。

食物中含有豐富鉀質者，主要為植物性的種類，也就是蔬菜與水果，尤其深綠色蔬菜中含量最多。大部分的蔬菜、水果，其鉀含量每100公克便超過200毫克，若是每天吃5份蔬菜與5份水果，可以攝取到2000毫克以上的鉀，即能達到建議量的三分之二。

其餘的三分之一，可從乳製品及主食類的全穀食品中取得。含有豐富鉀質的食物，包括香蕉、菠菜、馬鈴薯、地瓜、木瓜、奇異果、草莓、柳橙、哈密瓜、黃豆、花生、芝麻、番茄醬、梅子汁等等。不過，腎臟功能異常者及糖尿病患則不適合採用高鉀飲食，以免多餘的鉀質無法排出體外，造成腎臟更大的負擔。

因此，若是一開始對要將每天飲食改成大量的蔬果感到有困難時，將主食以五穀米、糙米替代，再加入地瓜、馬鈴薯或南瓜……等全穀類一起烹煮，即可補足蔬果提供的鉀質。

　　其實，包含肉類、乳製品也都含有鉀，一般人只要達到均衡的飲食，並不太會有鉀缺乏的問題。

　　高鉀食物對身體有益，但在挑選高鉀食物種類時也要小心，比方說，含有咖啡因的茶與咖啡也屬於高鉀食物，飲用過量的話，也可能會讓血壓升高。此外，某些水果中也含有較高的糖分，對患有糖尿病的人來說，就不宜大量攝取了。

　　美國的營養研究也證實，常吃含有豐富維生素C、P的食物，有助軟化及保護血管，對降低高血壓、中風、心臟病的發病機率也有效果。例如番茄、大白菜就含有維生素P與鉀，茄子、柑橘類及檸檬則同時含有維生素C、P。

健康小叮嚀

1. 鉀存在於所有的動、植物細胞內，只有油脂與糖是不含鉀的。這當中又以水果及蔬菜含量最豐富。一般身體健康的人只要遵照均衡飲食原則，即每天攝取5份蔬果，便能達到建議攝取量，通常不用額外再加以補充。

2. 蔬果中的鉀並不會因為高溫烹煮而被破壞，但鉀離子易溶於水而流失。因此食物應先清洗後再加以分切，並應避免長時間浸泡水中；需要水煮時宜盡量減少水量，以免鉀離子流失。

3. 冷藏過的蔬果有可能在解凍過程中流失鉀質，所以應多吃新鮮蔬果。

高鉀食物

類別	食物
湯汁類	濃肉湯、雞精、牛肉精、牛肉汁、人參精
水果類	香蕉、柿餅、奇異果、釋迦、美濃瓜、龍眼、桃子、榴槤、紅棗、黑棗、紅龍果、乾燥水果、罐頭食品、番石榴、柳橙、葡萄、蕃茄、檸檬、酪梨、草莓、櫻桃
蔬菜類	胡蘿蔔、芹菜、茼蒿、空心菜、菠菜、莧菜、香菇、馬鈴薯、荸薺、牛蒡、芋莖、韭菜、空心菜、美國花菜、菠菜、紅莧菜、莧菜、山藥、茼蒿、草菇、鮑魚菇、蔬菜乾、野菜。、茄子、高麗菜、碗豆、冬筍、南瓜、彩椒、青江菜
其他	咖啡、可可、運動飲料、巧克力、堅果類（杏仁、花生、瓜子、栗子、愛玉子、開心果、腰果）、梅子汁、番茄醬、全脂牛奶

蔬菜含鉀量

蔬菜	可食部分每100公克含鉀量	
	（毫克）	（毫當量）
冬瓜	111	2.8
萵苣	256	6.6
豌豆莢	135	3.5
苦瓜	270	6.9
絲瓜	142	3.6
青椒	274	7.0
胡瓜	151	3.9
山東白菜	279	7.2
小黃瓜	154	3.9
筊白筍	293	7.5
白蘿蔔	228	5.8
芥藍菜	420	10.8
韭菜	234	6.0
番茄	235	6.0
高麗菜	238	6.0
乾香菇	1482	38.0

蔬菜含鉀量

蔬菜	可食部分每100公克含鉀量	
	（毫克）	（毫當量）
洋蔥	166	4.2
洋菇	322	8.2
四季豆	196	5.0
芹菜	326	8.4
花菜	349	8.9
蘆筍	221	5.7
南瓜	350	9.0
茄子	221	5.7
綠竹筍	398	10.2
綠豆芽	222	5.7
綠莧菜	416	10.7
菠菜	461	11.8
空心菜	469	12.0
紅莧菜	546	14.0
胡蘿蔔	245	6.3
A菜	254	6.5

水 果 含 鉀 量

水果	可食部分每100公克含鉀量	
	（毫克）	（毫當量）
蓮霧	65	1.5
紅西瓜	102	2.6
葡萄	111	2.8
黃西瓜	112	2.9
鳳梨	125	3.2
蘋果	130	3.3
葡萄柚	135	3.5
椪柑	167	4.3
荔枝	170	4.4
紅柿子	176	4.5
楊桃	181	4.6

水果含鉀量

水果	可食部分每100公克含鉀量	
	（毫克）	（毫當量）
香瓜	207	5.3
芒果	214	5.5
木瓜	221	5.7
桃子	245	6.3
番石榴	291	7.5
枇杷	315	8.1
桶柑	323	8.3
香蕉	401	10.3
釋迦	495	12.7
硬柿子	536	13.7
草莓	193	4.9

食 物 選 擇

食物種類	鉀含量	食物名稱
奶類	＞100毫克	全脂牛奶、脫脂牛奶
	＞1000毫克	全脂奶粉、脫脂奶粉
蛋類	＞100毫克	各式蛋類
豆類	＞600毫克	毛豆、皇帝豆……等
	＞350毫克	綠豆、紅豆、黃豆……等
魚類	＞350毫克	白鯧、鱈魚、烏魚、海鰱（四破魚）、龍蝦、鮪魚、鯊魚、河鰻……等
肉類	＞350毫克	牛肝、豬腰、豬肝、牛肉、豬肉、中式火腿、肉鬆。
五穀根莖類	＞70毫克	麵條、冬粉、糙米、白米、糯米、山藥、小米、地瓜、馬鈴薯、小麥、大麥、小麥胚芽
蔬菜類	＞400毫克	桂竹筍、綠莧菜、綠花菜、九層塔、菠菜、空心菜、芋薯、紅莧菜、香菜、乾木耳、海帶、榨菜、筍乾、乾紫菜……等
水果類	＞250毫克	番石榴、枇杷、桶柑、石榴、香蕉、釋迦、葡萄乾、龍眼乾、橄欖……等
其它	＞250毫克	巧克力、醬油、花生、芝麻、胡桃、瓜子、新鮮酵母、蓮子……等

秘密 2 ❖ 預防糖尿病

　　一般正常人的血糖值，於飯前空腹八小時的狀態下，應低於100mg/dI，飯後兩小時的血糖值應低於140mg/dI。假如飯前血糖值高於126mg/dl，或者是用餐後的血糖值高於200mg/dI，兩種條件只要符合其中一項，便屬於糖尿病症狀。若是空腹血糖值介於100～126mg/dl間，即表示血糖異常，可以說是罹患糖尿病的高危險群了。

　　然而，在預防糖尿病的研究中則認為，血糖值在100～126mg/dl的前糖尿病期族群，如果能在生活上積極調整與改變，特別是往「修正飲食」及「養成規律運動習慣」兩方面努力，那麼，便可降低罹患糖尿病的機率。

　　在飲食方面，三餐定時定量，少吃蛋糕、麵包……等甜食，戒除含糖飲料；攝取富含鎂與膳食纖維的食物，選擇低升糖指數（GI值）飲食，皆有助避免成為糖尿病的高危險群。

　　另外，也有研究指出，體內的鎂含量偏低會增加罹患糖尿病的風險（通常是指第二型糖尿病）與胰島素抗性，因此，得舒飲食中的高鎂攝取原則對預防第二型糖尿病的發生，確實有其益處。

高鎂飲食

　　根據營養學的一份調查顯示，現代人罹患糖尿病的比例增加，原因就在於現食物裡缺乏微量元素的緣故，尤其是「鎂」。而「高鎂飲食」正是一種藉由攝取富含鎂離子的食物，以提高血液中鎂離子濃度的方式。

　　鎂是人體不可或缺的一種礦物質，也是我們身體中含量排名第四的礦物質，它是體內許多酵素的輔助因子，包含醣類、蛋白質、脂質、核酸的利用都需要它協助發揮作用。很多研究報告亦指出，鎂的缺乏可能會引發高血壓、糖尿病、腦中風、骨質疏鬆……等疾病。

　　這是因為鎂能增加血液中的一氧化氮與前列腺素，放鬆血管、降低血壓、調節血脂，進而降低心血管疾病的發病率。而補充豐富的鎂，還能改善胰島素的敏感度，使胰島素在代謝血糖方面正常運作。

無論是美國或台灣本土，經過調查均顯示，現代人在鎂的攝取量都有不足的現象。其實，「鎂」普遍存在日常食物中，但是，「攝取是否充足」則是一個關鍵，因為，它大多來自於「新鮮食物」。

　　可是，現在有許多食物都是經過加工再製後的成品，加上現代人多肉少蔬食的飲食習慣，自然容易導致鎂離子的缺乏。

　　蔬菜、水果是豐富鎂離子的主要來源，特別是綠葉蔬菜；其他像是含有麩皮及胚芽的全穀類，例如糙米、燕麥、麥片、蕎麥，也有很可觀的含量；另外在豆類、堅果類、乳製品、海鮮等等食物中，也可攝取得到。

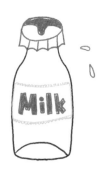

含鎂之常見食物

類別	代表食物
主食	糙米、黑糯米、胚芽米、小麥胚芽、小米、大麥、小麥、高粱、即食燕麥片、麥片、蕎麥、山粉圓、紅豆、綠豆、綜合穀類粉（不含芝麻）、養生麥粉、薏仁（粉）
蔬菜	川七、紅鳳菜、皇宮菜、黑甜菜、山芹菜、香椿、紅莧菜、秋葵、豌豆、油菜花、玉米、玉米筍、芥藍菜、菠菜、牛蒡、髮菜、紫菜、海帶
水果	金棗、柳丁、香吉士、桔子、海梨、酪梨、小玉西瓜、狀元瓜、哈密瓜、櫻桃、山竹、木瓜、芭樂、百香果、紅毛丹、荔枝、榴槤、釋迦、芭蕉、奇異果、香蕉、火龍果、草莓
堅果種子	黑芝麻、白芝麻、杏仁果、松子、花生、南瓜子、葵花子、腰果
魚、海鮮、海產	海蛤、紅斑赤蝦、紅狗母、斑點廉鯛、劍蝦、鳳螺、小魚干、香螺、肉鯽、九孔、柴魚片、蚵乾、蝦皮、蝦米
肉類	里肌肉、雞胸肉（土雞、肉雞）、牛腱、豬前腿肉、豬後腿肉

高鎂食物含量排行榜

食物	鎂含量（毫克）	食物	鎂含量（毫克）
乾海帶（乾昆布）	599	蝦米	250
葵瓜子	445	松子	238
南瓜子（白瓜子）	444	黑豆	231
甘草粉	434	花生	230
西瓜子	418	黃豆	219
白芝麻	379	蕎麥	189
黑芝麻	318	紅豆	177
咖哩粉	294	薏仁	169
蝦皮	283	海哲皮（生）	163
小麥胚芽	281	綠豆	162
腰果	280	核桃粒	153
杏仁	250		

＊食物以每份100公克計算；主要資料來源：衛生福利部食品藥物管理署。

食物GI值與熱量

GI（Glycemic Index）是指食物的升糖指數，計算方式是以食用純葡萄糖100公克後2小時內的血糖增加值為基準（GI值為100），再將食用其他食物後2小時內的血糖增加值，與葡萄糖的血糖增加值相比，所得到的數值即為升糖（葡萄糖）指數。

食物的組成分子結構越簡單、易被人體消化的碳水化合物，其GI值越高，這也說明了這一類食物越容易被分解吸收、釋放葡萄糖到血液裡，血糖上升速度快，促使胰島素加速分泌。

至於蔬菜及全穀類，因為膳食纖維含量較多，較難被消化吸收，其升糖指數也偏低。舉例來說，飲用果汁比起直接吃水果，前者讓血糖上升的速度較快。

因此，採取低GI飲食是防止血糖值快速上升的重要因素之一，目前已被運用在糖尿病人的飲食原則中。尚未罹患糖尿病或者是高風險族群的人，多選擇低升糖指數的食物，則能有效防治糖尿病的發生，而且還能避免肥胖上身。

一般GI值超過70者為高升糖指數食物，55以下則為低升糖指數食物。

五穀根莖類					
食物	GI值	熱量	食物	GI值	熱量
白米飯	84	356	吐司	91	264
烏龍麵	80	270	法國麵包	93	279
糙米飯	56	350	貝果	75	157
中華麵	61	281	黑麥麵包	58	264
蕎麥麵	59	274	牛角麵包	68	448
紅豆飯	77	189	全麥麵包	50	240
胚芽米	70	354	全麥義大利麵	50	378
麵線	68	356	義大利麵	65	378
稀飯（白米）	57	71	麵包粉	70	373
稀飯（糙米）	57	71	全麥麵粉	45	328
糙米片	65	365	低筋麵粉	60	368
麥片	64	340	全麥麵	50	378
燕麥	55	380	麻糬	85	235
白米加糙米	65	353	太白粉	65	330

蛋豆魚肉類					
食物	GI值	熱量	食物	GI 值	熱量
牛肉	46	318	豬肉	45	263
雞肉	45	200	羊肉	45	227
香腸	45	321	烤豬肉	51	171
培根	49	405	火腿	46	196
臘腸	48	497	魚丸	52	113
魚板	56	96	竹輪	60	
鮪魚罐頭	55	288	蛋	30	151
豆腐	42	72	油豆腐	43	386
炸豆腐	46	150	黃豆	20	417
百頁豆腐	42	72	毛豆	30	135
納豆	33	200	大豆	30	180
腰果	29	576	花生	22	562
鮭魚子	45		牡蠣	45	60
鴨	45		竹莢魚	40	
蛤蜊	40	30	蜆	44	51
鮑魚	44		海膽	44	
干貝	42	97	鮪魚	40	125
花枝	40	88	蝦子	40	83
喜相逢	40	177	沙丁魚	40	113

星鰻	45	161	烤鰻魚	43	293
鱈魚子	40	140			
乳類					
脫脂牛奶	30	359	低脂牛奶	26	46
全脂鮮奶	25	67	原味優格	25	62
煉乳（有糖）	82	331	鮮奶油	39	443
布丁	52	126	奶油	30	745
冰淇淋	65	180	奶油起士	33	346
蔬菜類					
馬鈴薯	90	76	紅蘿蔔	80	37
山藥	75	108	玉米	70	92
山芋	75		南瓜	65	91
芋頭	64	58	地瓜	55	132
栗子	60		牛蒡	45	65
蓮藕	38	66	洋蔥	30	37
韭菜	52	118	蔥	30	37
豌豆	45	93	毛豆	30	135
四季豆	26	23	木耳	26	127
番茄	30	19	香菇	28	18
竹筍	26	26	高麗菜	26	23

白蘿蔔	26	18	青椒	26	22
花椰菜	25	33	芹菜	25	15
蒟蒻	24	5	茄子	25	22
蘑菇	24	11	苦瓜	24	17
豆芽菜	22	15	小黃瓜	23	14
萵苣	23	12	青江菜	23	9
花生	22	562	美生菜	22	14
海帶	17	138	菠菜	15	20
昆布	17				
水果類					
香蕉	61	86	鳳梨	65	51
西瓜	80		葡萄	50	
芒果	49	64	橘子	31	
木瓜	30	38	哈蜜瓜	72	42
桃子	41	40	櫻桃	37	60
柿子	37	60	蘋果	36	54
奇異果	35	53	檸檬	34	54
梨子	32	43	葡萄柚	31	38
柳丁	31	46	草莓	29	34
杏桃	27		葡萄乾	57	301
草莓果醬	82	262			

糖類					
冰糖	110	387	麥芽糖	105	
上等白糖	109	384	黑砂糖	93	
果糖	30	368	蜂蜜	88	297
代糖	10	276	寡糖	10	25
零嘴點心（推薦以低熱量、低GI值為優先，例如寒天、蒟蒻等等）					
巧克力	91	557	甜甜圈	86	387
奶油蛋糕	82	344	洋芋片	85	388
鬆餅	80	261	仙貝	80	380
蜂蜜蛋糕	69		蘇打餅乾	70	492
紅豆沙	80	155	餅乾	77	432
可可亞	47		果凍	46	45
麻糬（加餡）	88	235	牛奶糖	86	433
黑巧克力	22	382	涼粉	12	4
牛奶咖啡	39	35			
飲料類（建議多喝白開水，市售飲料中所添加的糖類成份不明，不宜飲用）					
可樂	43		咖啡	16	
柳橙汁	42		紅茶	10	
法式牛奶咖啡	39		啤酒	34	
巧克力奶	47				

祕密 3 ❖ 預防骨質疏鬆

　　現代人最常見的慢性疾病，除了高血壓、心臟病、中風、糖尿病……等之外，同樣不可忽視的，還有骨質疏鬆症。

　　別以為骨質疏鬆只會找上老年人，生活的忙碌、飲食不均衡、抽菸喝酒等等環境及生活因素，導致年輕一族也已經出現骨本不足的危機了。

　　骨質疏鬆是指原來緊密的骨組織構造，因鈣質的流失，骨骼間形成孔隙、密度也跟著下降。由於骨骼外型並沒有改變，早期也沒有明顯症狀，因此一般人會在不知不覺中漸漸流失骨質。

　　通常，人體的骨密度會在30～35歲前達到最高峰，隨著年齡增加，骨鈣也會逐漸流失。要是不趁著年輕時儲存足夠的骨本，等到中年後再加上飲食不均、運動不足，就很容易罹患骨質疏鬆症或發生骨折危險了。尤其是中年後面臨停經的婦女，因女性荷爾蒙分泌變少，骨質流失的速度比起同齡的男性會來得更快。

建議國人每日鈣質的攝取量，青少年約為1200毫克，成年人約1000毫克，停經後的婦女應提高至1500毫克，才能避免骨鈣的釋出，造成體內鈣質不足。

而且，美國有一項進行十多年的研究也指出，缺乏鈣質也會造成高血壓。採用治療高血壓的得舒飲食法，好處即是能透過當中的高鈣概念，達到預防骨質疏鬆、強健骨骼的目的，同時也能調節血壓。

高鈣飲食

在我們人體裡，含量最豐富的礦物質就屬鈣質了。身體中99%的鈣質分布在骨骼與牙齒中。若是鈣質攝取不足，成年人便很容易出現骨質軟化症、骨質疏鬆……等疾病。除此之外，鈣質在神經、循環、消化、免疫、內分泌……等生理機能上，也擔負了重要的角色，人體不可缺少。

大家都知道牛奶是攝取鈣質最方便的來源，而一杯240c.c.的牛奶便含有200～250毫克鈣質，一天飲用兩杯，其實就已到達成年人每日應攝取量的40%～50%。包含優酪乳，起司……等乳製品，也都是豐富的鈣質來

源。不過,雖然奶類鈣質豐富,但全脂牛奶的動物性脂肪含量較高,對身體會造成負擔,宜選擇脫脂奶或低脂奶及其製品。

除了牛奶以外,小魚乾、帶骨的小魚、黑芝麻、杏仁果、起士,以及豆腐、豆乾……等黃豆製品,也是含豐富鈣質的好食物,對增加骨質密度有益處。

特別是豆腐、豆干、豆皮、豆包……等豆類製品,除含有鈣質以外,其「大豆異黃酮」成分,也能幫助鈣質吸收得更好!

此外,像是芥藍菜、紅莧菜、綠豆芽、紅鳳菜、海菜及深綠色蔬菜,都可攝取到不錯的鈣質。一喝牛奶就會鬧肚子的「乳糖不耐症」一族,可選擇低乳糖或不含乳糖的製品。奶類中再加上一匙黑芝麻粉,就是一份鈣多多的營養飲品了。

正確的營養,讓鈣質吸收率UP

除了補充鈣質外,以下這些營養素,有助留住鈣質、增強鈣質吸收利用,飲食中也別忘了多多運用喔!

維生素D：鈣質進入人體後，必須透過維生素D的轉化，才能有效的被吸收、儲存，對骨骼生成、維持骨骼健康非常重要。含有豐富維生素D的食物，有雞蛋、乳酪、動物肝臟、麥片、香菇，以及沙丁魚、鯖魚……等深海魚類。

　　另外，最簡單又不用花錢的做法，就是「曬太陽」。

　　適度的日曬有利促進體內合成維生素D、活化維生素D的作用，每天在溫和日照下（避開正午時間）曬15～20分鐘，即可獲取每天所需的攝取量，這樣一來，鈣質在小腸就能吸收得更好。

　　維生素C：維生素C也是幫助鈣質吸收的另一種營養素，以蔬菜、水果的含量較高，例如綠花椰、甜椒、芭樂、奇異果、草莓、柑橘類水果……等。

　　維生素C還可以促進骨基質的膠原蛋白合成，有利於強化骨骼。不妨在餐後吃點高C水果，當餐中有攝取到鈣質時，便能有助提升其吸收成效。

影響鈣質吸收的錯誤吃法

1. 吃起來口感帶有澀感的蔬菜，通常都是因為含有草酸成分的緣故，例如菠菜、蘆筍、芥藍菜、芹菜……等都屬高草酸食物。草酸會阻礙鈣質吸收，並會在腸道與之結合、形成草酸鈣而排出體外，最好適量進食。

存在於全穀類、豆類、核果類的植酸，也會影響鈣的消化吸收。因此，應盡量避免在同一個時段裡攝取鈣質與植酸、草酸食物。

2. 咖啡、茶飲、酒品中的單寧酸，同樣也會與鈣質結合，降低鈣質吸收效果。這是由於咖啡因與酒精皆具有利尿作用，當鈣質還來不及被儲存到骨骼時，就會跟著尿液被排出來了。所以，三餐飯後注意不要馬上攝取含有咖啡因的飲料與濃茶。

3. 可樂、汽水、碳酸飲料、珍珠奶茶……等，含磷量高，經常飲用將使血液中的磷濃度升高。而人體為維持鈣、磷比例的平衡，便會將存在骨骼裡的鈣質釋出，導致骨鈣不足及骨質流失的問題。

4. 此外，市售飲品、三合一咖啡常用來添加的奶精，可別以為它也屬於奶類！雖然稱為「奶精」，但它的成分和牛奶卻大不相同。

奶精的主要成分是氫化植物油、玉米糖漿、酪蛋白、人工香料與食用色素。在飲料中加入奶精，無法補鈣，反而是吃進了多餘的脂肪與熱量。若要用來添增飲品風味，記住少量使用即可。

5. 過多的蛋白質也會讓鈣質被排出體外！特別愛好肉食或速食食品的現代飲食習慣，肉類攝取比例過高、體內太多的磷含量，都會讓鈣質無法順利地被吸收。

6. 再加上，外食比例高的情形下，重鹹、重口味的飲食習慣，使體內鈉含量過高，一樣也會阻礙鈣質的吸收狀況。

鈣多多的生活妙招

1. 每天應攝取3～4份富含鈣的食物，如牛奶、優格、起司、小魚乾、黑芝麻、傳統豆腐、鈣強化製品（果汁、穀類）……等。

2. 規律的運動有助增加骨質強度及密度，並盡量選擇室外活動，搭配陽光日曬，還能使鈣質吸收更加倍。

3. 雞蛋黃中含有維生素D，製作蒸蛋時，將水改成鮮奶，便可同時攝取到鈣質與維生素D。

4. 製作濃湯時，通常會加入奶油以增添香氣，可用鮮奶或奶粉取代，還能避免吃進太多油脂。

5. 傳統沙拉醬油脂多、熱量高，改成以優格做成的醬料沾食，健康又補鈣。

6. 多多使用小魚乾、吻仔魚、蝦米入菜，例如做成莧菜小魚羹、豆腐小魚乾味噌湯、開陽白菜……，或是以海帶、髮菜煮成羹湯。

食物含鈣量速查表

種類	50-100毫克	101-200毫克
穀物澱粉類	綜合穀類粉、海鮮速食粥、蒟蒻	糙米片隨身包、加鈣米
堅果種子類	花豆、素火腿、素肉鬆、米豆、豆腐皮、蠶豆、味噌	花生、蓮子、素食全雞
蔬菜水果類	海帶、芥菜、油菜花、地瓜葉、白鳳菜、青江菜、空心菜、菠菜、高麗菜、桔子、黑棗、葡萄乾、紅棗	紅莧菜、薄荷、九層塔、莧菜、綠豆芽、紅鳳菜、藤三七、川七、小白菜、油菜、黃秋葵、紫菜
豆類	花豆、素火腿、素肉鬆、米豆、豆腐皮、蠶豆、味噌	臭豆腐、黑豆、黃豆、豆豉、綠豆、傳統豆腐、杏仁、紅豆
魚貝類	小龍蝦、白口、紅蟳、斑節蝦、干貝、草魚、海鰻、白海參	蝦姑頭、牡蠣、文蛤、鹹小卷、劍蝦、牡蠣干、蝦仁
蛋類	鐵蛋、水煮蛋、五香滷蛋	鴨蛋黃、雞蛋黃、鹹鴨蛋黃
乳品類	全脂保久乳、優酪、酸乳酪、調味乳	鮮乳、低脂保久乳
其他	枸杞	蒲燒鰻、大豆卵磷脂

201-500毫克	500毫克以上
麥片	養生麥粉、麥芽飲品、海鮮燕麥粥
	黑芝麻、黑芝麻粉、芝麻醬、芝麻糊
梅乾菜、高麗菜乾、黑甜菜、芥藍菜、山芹菜、洋菜	食茱萸、髮菜、乾海帶
炸豆皮、干絲、五香豆干、豆棗、凍豆腐、黃豆、三角油豆腐	小方豆干
旗魚鬆、金錢魚、鮭魚鬆、吻仔魚	小魚干、蝦皮、蝦米、魚脯、條仔魚
煉乳、淡煉乳（奶水）	奶粉、羊奶粉、羊乳片、乳酪
黑糖	

＊資料來源：台灣地區食品營養成份資料庫，行政院衛生福利部。

高鈣食物比一比

類別	食物	攝取量	鈣含量（mg）
豆類	小方豆乾	1又1/4片	480
	傳統豆腐	一塊約110克	154
	小三角油豆腐	2塊（55g）	119
	五香豆乾	2片約80克	218
魚肉蛋類	魚脯	25公克	242
	小魚乾	10公克	221
	乾蝦米	10公克	108
	蝦皮	10公克	138
蔬菜類	芥藍	一小碟約100克	238
	紅莧菜	一小碟約100克	191
	皇冠菜	一小碟約100克	168
	莧菜	一小碟約100克	156
	綠豆芽	一小碟約100克	147
	紅鳳菜	一小碟約100克	142
	髮菜	10公克	126
堅果類	黑芝麻	8公克	116
	黑芝麻粉	8公克	88
奶類	高鈣脫脂牛奶	25公克	436
	全脂鮮乳	一杯240c.c.	264
	低脂鮮乳	一杯240 c.c.	257
	高鈣脫脂優酪乳	200公克	300
	起司	2片約45克	258

　　若是經由天然食物中還是無法獲得足夠鈣質時，這才考慮用補充鈣片的方法。平常缺乏鈣質營養，想自行補充的話應以一天兩次為限，一次最多服用500毫克的鈣片。

　　因人體吸收能力有限，多吃不但無法吸收，還會增加腎臟負擔。另外要小心，鈣片最好不要跟綜合維他命或其他礦物質一起服用，以免重複吃進相同的營養、超出所需的攝取量。

　　因此，在服用鈣片之前，如有疑慮，最好事先請教醫師。

健康 小叮嚀	採用治療高血壓的得舒飲食法，好處即是能透過當中的高鈣概念，達到預防骨質疏鬆、強健骨骼的目的，同時也能調節血壓。

秘密 **4** ✢ 預防大腸直腸癌

　　根據衛生福利部的統計，自民國84年起，大腸直腸癌即成為臺灣主要癌症死亡原因的第三名，最近則是連續四年躍升為十大癌症的首位。

　　至於原因，主要是因為近年來飲食習慣的改變，例如西式飲食、外食的比例增多，高脂肪、低纖維的攝取方式，尤其是吃了太多肉食與加工肉品；另外，患有潰瘍性大腸炎、大腸瘜肉及有家族病史的人，也是大腸直腸癌的高風險族群。

　　預防腸癌，除了例行性的健康檢查外，日常建立良好的飲食習慣更是重要：

　　1. 少吃動物性脂肪：主要是指少吃紅肉及加工食品。過多的肉類及脂肪，會使腸道內的膽酸分泌增加，而膽酸會進一步促進癌症的發生。

　　2. 燒烤、煙燻肉品不吃：碳烤、燻製、醃製，以及

高溫反覆油炸……等烹調方式，容易使肉類產生致癌物質。

3. 多吃蔬菜及富含纖維食物：纖維質攝取過少，腸道蠕動速度自然變慢，將增加致癌物質停留在腸道的時間。多吃高纖維食物有利吸附膽酸，促進排便，透過食物進入人體內的毒素便能被排出體外。特別是經常便秘的人更應該多攝取高纖食物，降低致癌的機會。

另外，有家族病史或偏愛肉食、已滿40歲者屬於高危險族群，最好每年做一次大腸鏡檢查；至於一般人，50歲以上每三到五年也應接受大腸鏡檢查，才能防患於未然。

高纖維飲食

所謂的高纖飲食是指要比日常的飲食，攝取更多的纖維質，以數據來說，一般建議成人每日膳食纖維大約在25～35公克，其中所含粗纖維（非水溶性膳食纖維）應在13公克以上，才是較為理想的攝取份量；也要小心別過量了，過多的纖維質可能會影響其他營養素的吸收程度。

膳食纖維是一種存在於植物細胞壁及細胞內，無法被人體消化酵素分解、吸收，也不具熱量的物質，主要來自植物性的食物，包含了水溶性纖維與非水溶性纖維兩種。它的特色就在於其吸水性強，能增加飽足感，使糞便軟化；還可吸附膽酸、膽固醇及有害物質。

膳食纖維分類

類別	特色	食物來源
水溶性纖維	包括海藻食物中的海藻膠，水果裡含的果膠，以及種籽食物的黏質物，燕麥、愛玉裡的植物膠……等，一般具有黏性，會溶於水中，變成膠狀。 它能把體內不好的廢物、毒素、致癌物包覆住並排出體外；加上能促進膽酸排除，進而有降低血膽固醇及預防心血管……等慢性疾病發生的作用。	• 蘋果、香蕉、木瓜、橘子、柳丁、柚子、柿子、梨、草莓 • 豆類、海藻類、花菜、紅蘿蔔、高麗菜、洋菜、木耳、海帶、紫菜、菇類、貝類、牛蒡、秋葵、蕎薦 • 愛玉子、蒟蒻 • 地瓜、馬鈴薯、南瓜、燕麥、糙米、大麥
非水溶性纖維	又稱粗纖維，包括纖維素、半纖維素、木質素等等，具有吸水力且不溶於水，因此最主要的功能，便是增加糞便的體積與重量。 主要存在全穀類及蔬菜中，較不具黏性，能促進大腸蠕動，減少腸道與致癌物質接觸的時間，預防大腸直腸癌	• 小麥麩皮、全麥製品、洋車前子……等穀類 • 豆類、根莖類蔬菜、果皮、四季豆、芹菜、高麗菜、小黃瓜

纖維含量比一比

食物	水溶性膳食纖維	非水溶性膳食纖維
大花豆	3.0	3.0
牛蒡	2.3	3.4
燕麥	2.3	2.4
小麥胚芽	2.0	6.0
大豆	1.8	15.3
洋蔥	1.5	4.2
水梨	1.3	1.1
鳳梨	1.0	1.1
糙米	0.9	2.4
扁豆	0.8	7.3
奇異果	0.8	2.6
花椰菜	0.7	3.5
菠菜	0.7	2.1
胡蘿蔔	0.7	2.0
蘋果	0.7	2.0
馬鈴薯	0.6	2.6
香蕉	0.6	1.8
白米	0	0.3

類別	食物	膳食纖維（公克）
主食類	小麥胚芽	8.9
	蓮子	8.2
	小薏仁	5.5
	糙米	3.3
	全麥土司	3.2
	胚芽米	2.2
	麥片	2.1
	白米	0.4

蔬菜類	牛蒡	6.7
	木耳	6.5
	香菇	3.9
	地瓜葉	3.1
	海帶	3.0
	青花菜	2.7
	菠菜	2.4
	竹筍	2.3
	高麗菜	1.3
水果類	柿子	4.7
	西洋梨	3.0
	泰國芭樂	3.0
	釋迦	2.7
	奇異果	2.4
	柳丁	2.3
	五爪蘋果	1.6
	水梨	1.6

＊以上食物每份以100公克為計算單位。

　　欲掌握高纖維的飲食原則，仍需在維持均衡飲食、能提供足夠油脂與熱量，並兼顧各種營養的前提下進行，而非只吃大量蔬果卻忽略主食。在提升蔬果攝取份量之外，搭配以下吃法，可以獲得更充足的膳食纖維。

　　1. 多吃全穀及全麥類，精緻的五穀根莖類應減量，例如將白米飯以部分糙米或五穀雜糧替代；白麵條改成蕎麥麵；白吐司改以全麥麵包代替。

2. 烹調肉類時，以豆干、毛豆、黃豆……等豆類或豆製品替換部分肉食，以未經過加工的豆類較佳。

3. 食用蔬菜時，除較嫩的菜葉部位外，菜梗也要一起吃。

4. 蘋果、葡萄、番茄、桃子、西洋梨……等水果，充分洗乾淨後連皮一起吃。果汁攤所販賣的果汁都已經過濾渣處理，纖維含量極低，不可用來代替新鮮水果的攝食。

5. 高纖維的飲食，也需要水分的配合，特別是水溶性纖維。每天最好喝8～10杯水，幫助排便更順暢。

6. 對過去總是習慣低纖維飲食，或是有便祕、脹氣毛病的人來說，一下子改成高纖飲食，可能會造成不適，應循序漸進，慢慢增加纖維量。

常用植物性食品膳食纖維分類

	小於2公克	2～3公克	大於3公克
五穀根莖類	油麵、拉麵、饅頭、白飯、馬鈴薯	菱角、胚芽米、薏仁、芋頭、白土司麵包、甘薯	糙米、玉米、蓮子、小麥、綠豆、紅豆、花豆、全麥土司、燕麥片、小米
豆類	豆腐、豆腐皮		小方豆干、黃豆、黑豆、毛豆
蔬菜類	小白菜、絲瓜、蘆筍、龍鬚菜、番茄、高麗菜、洋蔥、冬瓜、苦瓜	空心菜、油菜、花椰菜、芥蘭、筊白筍、菠菜、鮮草菇、蓮藕、芹菜、小番茄、胡蘿蔔、紅莧菜	黃豆芽、鮮香菇、鮮洋菇、金針菇、牛蒡、韭菜、青椒、毛豆、四季豆、地瓜葉
水果類	蘋果（去皮）、香瓜、哈蜜瓜、水梨、李子、西瓜、蓮霧、楊桃、草莓、葡萄柚、甘蔗、文旦、鳳梨、水蜜桃、櫻桃、芒果、木瓜、小番茄、水梨、香蕉	海梨、奇異果、桃子、荔枝、梅子、釋迦、柳丁	西洋梨、榴槤、百香果、紅棗、黑棗、蘋果（連皮）、芭樂、（連皮）、龍眼、香吉士、酪梨、柿子
堅果及種子類		腰果	開心果、核桃粒、黑芝麻、杏仁果、松子、花生、山粉圓

＊份量皆以100公克為計算單位。

祕密 5 ❖預防冠狀動脈心臟病

　　除了先天性心臟病與瓣膜性心臟病……等心臟病種類之外，另一種常見的就是冠狀動脈心臟病。

　　冠狀動脈是分布在心臟上的血管，提供心臟所需的氧氣及營養。在動脈疾病中經常發生的動脈硬化，與年齡、體質固然有關係，但當中又以飲食習慣的影響為最大。特別是高膽固醇、高脂肪的飲食，容易引發血脂異常，造成動脈粥狀硬化，進而增加罹患冠狀動脈心臟疾病的風險。

　　此外，導致這一類心臟病發生的危險因子，還包括了抽菸、壓力、是否運動……等生活型態，有無高血壓疾病、糖尿病或高血脂症，或是家族有心臟病史者，都應特別注意自己的生活及飲食習慣，並應積極控制自己的血壓、血糖、血脂狀況，才能達到有效的預防。

　　現代人的飲食越來越講究精緻，而許多心血管方面的疾病，絕大多數都與體內膽固醇過高相關。其實膽固

醇本來就是組成人體細胞膜的主要成分，我們的身體都需要它來幫助維持生理機能。包含它可轉變成膽酸，幫助人體脂肪的代謝與消化；經陽光紫外線照射，可轉化為身體所需的維生素D；它也是製造腎上腺皮質素、合成性荷爾蒙的必備要素。

然而，膽固醇可是分成兩派喔！分別是「好膽固醇」——高密度脂蛋白膽固醇（HDL），以及「壞膽固醇」——低密度脂蛋白膽固醇（LDL）。高密度膽固醇是透由單元及多元不飽和肪酸產生，可以把身體裡不好的膽固醇帶離到肝臟，加以排除。

因為能代謝掉不好的膽固醇，因此有助於預防血管硬化。而低密度脂蛋白膽固醇，則是由飽和脂肪酸所產生，是人體血液運送膽固醇最重要的一項物質，一旦過多時，會在心臟冠狀動脈血管及腦血管的管壁上堆積，造成血管阻塞與硬化。

一般健康檢查時，總膽固醇（T- Cholesterol）數值在130～200mg/dl都算正常，若是大於240就屬於危險階段，介於這中間的（200～239mg/dl）則要特別注意。

低密度脂蛋白膽固醇應小於130，大於160亦屬危險；高密度脂蛋白膽固醇，男性數值在40～50、女性50～60均為正常，要是小於35則屬過低。

所以，這也就是說，想要保持健康的身體機能，就要有較多的好膽固醇與較少的壞膽固醇。醫學研究也發現，只要經過運動與恰當的營養攝取，便能夠達成「好膽固醇多、壞膽固醇少」的目標。飲食方面，多多攝取含有多元不飽合脂肪酸的食物，減少飽和脂肪酸的攝入，便可以增好減壞。

降低飽和脂肪酸及膽固醇的飲食

無論是哪一個年齡層的人，調整飲食與生活型態，絕對是降低膽固醇的不二法門。飲食中則是要避開高膽固醇、高熱量食物，不吃不好的脂肪（飽和脂肪、反式脂肪）。

其中最常被討論的就是飲食中的油脂了，除了炒菜、油炸物要用到的食用油，如豬油、椰子油、奶油，都有飽和脂肪酸過高的問題；而許多甜點中所含有的植物奶油、酥油、奶精……等，更有著反式脂肪的疑慮。

這些日常飲食都會讓體內膽固醇及三酸甘油酯過高，導致高血脂。更值得注意的是，飽和脂肪是提高膽固醇、血脂含量的不良因子，促使動脈硬化；至於反式脂肪，比起飽和脂肪更容易使血中膽固醇升高，而且還會增加血液中的壞膽固醇，引發心血管疾病、癌症的機率也相對地提高了。

　　相反地，如果是攝取單元不飽和性脂肪酸的話，則有助降低低密度脂蛋白膽固醇，稍微提升高密度脂蛋白膽固醇。

　　食用油選擇植物性較佳，例如橄欖油、芥花籽油、苦茶油、葵花油、麻油、菜子油、玉米油……等；另可適當攝取核果種子類，如芝麻、杏仁、核桃、松子等等食物。

類別	特性	油品及食物代表
飽和脂肪 避免攝取）	・人體可自行合成。 ・在室溫下會呈現固態的油脂，包括動物性與植物性，其中又以動物性食物居多。	・牛油、豬油或乳製品 ・肉類及肉類加工食品：如肥肉、培根、香腸、火腿、熱狗、肉鬆 ・皮類：雞皮、鴨皮、豬皮、魚皮 ・蛋黃
反式脂肪 避免攝取）	・是一種透過氫化技術使液態植物油成為固態的油脂類。 ・在常溫下通常呈現半固體狀。 ・成本低、可重複高溫油炸，因此被大量運用在速食及各類酥炸食物裡，以增加食物酥脆口感。	・人造奶油、酥油、乳瑪琳、氫化的植物奶油……等。 ・各式烘焙食品，如糕點、餅乾、蛋糕、零食。 ・油炸物：如炸薯條、炸洋蔥圈、炸雞、臭豆腐、甜甜圈……等。
單元 不飽和脂肪	・品質穩定，比較不容易氧化，亦可較耐高溫。 ・能增加體內好膽固醇，被認為有益心臟健康。	・橄欖油、花生油 ・各式堅果、酪梨
多元 不飽和脂肪	・也是對心臟有好處的脂肪，人體沒辦法自己製造。 ・透過正確飲食可攝取得到	・堅果中含量豐富，如花生、杏仁、杏仁、腰果、腰果、芝麻、芝麻、核桃。 ・大豆、全穀類 ・富含油脂的深海魚種，如鯖魚、秋刀魚、沙丁魚鯡魚、鮭魚、鮪魚、鱒魚……。

中堅果份量與油脂的對照，分別是瓜子50粒＝杏仁果5粒＝核桃仁2粒＝開心果10粒＝芝麻2茶＝花生10粒＝腰果5粒＝1茶匙油脂，每一份熱量均為45大卡，不含外殼。

食用油品的脂肪酸含量比例表

	飽和脂肪酸（%）	單元不飽和脂肪酸（%）	多元不飽和脂肪酸（%）
椰子油	90.19	8.11	1.69
動物性奶油	72.97	24.39	2.63
植物性奶油	56.47	35.64	7.89
牛油	54.23	43.70	2.06
豬油	39.34	44.50	14.46
棕櫚油	35.12	49.69	15.18
雞油	34.88	46.80	18.31
清香油	25.98	55.91	15.18
花生油	22.68	40.61	36.69
橄欖油	16.25	72.85	10.90
大豆沙拉油	15.68	22.73	61.59
芝麻油	15.59	40.66	43.75
葵花油	11.83	23.28	64.89
紅花仔油	11.23	18.41	70.34
苦茶油	10.53	82.51	6.96
紅花仔油（高油酸）	7.68	79.40	12.92
芥花油	6.68	62.52	30.80

＊資料來源：台灣地區食品營養成份資料庫，行政院衛生福利部。

除了選擇好的用油之外，不妨參考以下飲食原則，進一步降低膽固醇。

1. 避用油炸方式烹調食物，如需用煎、炒方式料理時，應添加少量植物油即可。使用肉類燒滷或燉煮湯品時，宜冷卻後再將表面油脂刮除，最後再加熱食用。

2. 即使是選用瘦肉烹調，也要注意邊緣可能附著的油脂及表皮層，都應全部剔除。食用肉品時最好依照脂肪含量少→多的順序選擇，譬如去皮雞肉→魚肉（不含魚肚）→去皮鴨肉→牛肉→羊肉→豬肉。

3. 除了減少攝取飽和脂肪酸外，在飲食中吃進較多的膳食纖維，也能增加膽固醇的排出，達到降低血中脂肪及膽固醇的效果。一般人每天至少應攝取3份蔬菜與2份水果，加快身體代謝體膽固醇的速度。

關於膽固醇

一般我們都知道，膽固醇較高的食物有動物內臟、海鮮、蛋黃⋯⋯等，而膽固醇大多數也都來自動物性的食物。五穀根莖類，豆製品、蔬菜及水果類⋯⋯等植物

性食物，並不含有飽和性脂肪與膽固醇。唯一例外的就是植物性食物裡的核果種子類，以及植物油。

然而，我們雖然吃進含有膽固醇的食物，並不表示在身體裡就會全部成為膽固醇。人體中來自飲食的膽固醇只佔了30～35%，其餘的65%左右是由肝臟或腸道合成。因此，要是飲食裡攝取過多膽固醇時，身體會自己發揮調節機制，減少膽固醇的合成，而此一合成的作用主要是來自飽和脂肪酸。

所以說，要降低血中膽固醇，並不僅僅要減少高膽固醇食物的攝取而已，更重要的是要減少攝入飽和脂肪酸，這樣才能避免血中膽固醇及三酸甘油脂的增加。

比方說，有很多人因擔心膽固醇過高而不敢吃魚貝類海鮮。實際上，海鮮類食物膽固醇雖然較高，但它們所含有的飽和脂肪酸卻較低，大部分種類都比肉類低。

而且因為含有牛磺酸成分與ω-3脂肪酸，研究指出還具有降低膽固醇、降血壓的作用。不過，若是血脂已經偏高的人，食用海鮮時就要避免連同內臟或整隻一起

食用，例如不吃魚頭、蝦頭、蟹黃、蝦卵、魚卵……
等，也不要選擇柳葉魚、小管……等種類。

食物中膽固醇含量表

食物	膽固醇量	食物	膽固醇量	食物	膽固醇量
豬腦	2075	豬蹄膀	94	秋刀魚	43
雞蛋黃	1131	鴨肉	93	虱目魚	38
小魚干	669	全脂奶粉	91	草魚	36
烏魚子	632	吻仔魚	84	福州丸	34
鵪鶉蛋	600	全雞	74	西式火腿	33
蛋黃酥	577	鵝肉	71	羊肉	24
鹹鴨蛋	514	白帶魚	69	鱈魚排	23
雞肝	359	豬肚	68	魚丸	23
小卷、中卷	320	白鯧魚	66	海蜇皮	22
豬肝	314	五花肉	66	全脂鮮乳	14
烏賊	203	牛腱	66	甜不辣	11
豬小腸	199	吳郭魚	65	低脂鮮乳	10
雞胗	196	豬後腿肉	65	香草冰淇淋	10
牛油	182	香腸	65	巧克力	9

明蝦	156	鰹魚	64	果汁調味乳	8
蝦仁	169	鮭魚	60	原味優酪乳	5
蜂蜜蛋糕	160	牛腿肉	60	雞蛋白	0
蛋捲	145	鮑魚	59	植物性食品	0
鴨賞	144	低脂奶粉	56	五穀類	0
雞心	143	鯉魚	55	植物油	0
牛肚	134	火雞	54	黃豆製品	0
雞爪	114	牡蠣	52	蔬菜類	0
豬大腸	112	豬大里脊	52	水果類	0
羊奶粉	103	培根	49		
豬油	102				

＊食物皆以100 公克為計量單位，膽固醇單位為毫克。
＊資料來源：台灣地區食品營養成份資料庫，行政院衛生福利部。

食物中的CSI指數更重要

　　更進一步來說，挑選食物種類時，食物中的膽固醇僅是指標之一，我們還應該參考食物的「升膽固醇指數（Cholesterol Saturated fat Index,CSI）」。這是一種同時參考食物中所含「膽固醇」及「飽和脂肪酸」含量的計算方法。

比起單看食物中的膽固醇含量，可以更精準的判斷
食物對血中膽固醇的影響程度。

當食物CSI的數值越大，表示它影響血中膽固醇的
程度也越高，令人罹患心臟血管疾病的風險也越大。例
如，五穀類、蔬菜、水果本身均不含膽固醇及飽和脂肪
酸，因此升膽固醇指數均為0。

食物升膽固醇指數一覽

食物	飽和脂肪酸（公克）	膽固醇（毫克）	CSI
肉類			
西式火腿	1.2	33	3
豬血	0.2	54	3
雞胸肉	0.3	7	3
豬後腿肉	1.4	65	5
豬心	2.9	44	5
鴨肉	0.7	93	5
雞爪	2.8	114	9
熱狗	6.8	42	9
二節翅	4.7	102	10

豬腳	4.5	127	11
香腸	9.6	59	13
豬肝、腎	1.4	260	14
培根	12.8	49	15
五花肉（豬）	14.0	66	17
豬腦	3.7	2075	107
海鮮			
鮪魚片	0.0	32	2
文蛤	0.0	56	3
牡蠣	0.6	51	3
吳郭魚、白帶魚	0.7	65	4
沙丁魚	2.5	100	8
草蝦	0.3	157	8
章魚	0.0	183	9
烏賊（花枝）	0.1	203	10
魚肉鬆	6.9	100	12
紅蟳	1.8	296	17
蛋類			
雞蛋白	0.0	0	0
雞蛋	3.5	433	25
烏魚子	2.4	632	34

雞蛋黃	10.6	1131	67
豆類			
豆漿	0.0	33	3
傳統豆腐	1.0	54	3
黃豆	2.3	57	3
素食全雞	2.0	65	5
素火腿	7.1	44	5
奶製品			
優酪乳	0.9	5	1
鮮乳（低脂）	1.2	10	2
鮮乳（全脂）	2.5	12	3
乳酪	16.0	83	20
奶精（植物性）	32.3	0	33
油脂類			
芥花油	6.7	0	7
菜籽油	7.7	0	8
紅花籽油	11.2	0	11
葵花油、葡萄籽油	11.8	0	12

沙拉油、橄欖油、芝麻油	15.7	0	16
鮮奶油、花生油	23.0	0	23
清香油	26.0	76	30
棕櫚油（寶素齋、素清香）	35.1	0	35
植物性奶油	43.0	0	43
豬油	39.1	102	45
動物性奶油	52.4	197	63
椰子油	90.1	0	91
點心			
冰淇淋	8.4	10	9
奶酥麵包	8.2	41	10
蜂蜜蛋糕	3.8	160	12
黑巧克力	22.3	9	23
蛋捲	16.9	146	24
蛋黃酥	12.4	577	41

＊CSI＝1.01 x 飽和脂肪酸（公克）＋ 0.05 x 膽固醇（毫克）。
＊資料來源：台灣地區食品營養成分資料庫，行政院衛生福利部。

然而，光是靠控制飲食，卻沒有針對其他生活型態做改善，血中膽固醇也不一定能跟著降低。建議大家在飲食控制之外，搭配規律的有氧運動習慣並維持理想體重，如跑步、快走……等，能提高體內脂質的代謝，清除膽固醇，減少多餘膽固醇及脂肪在體內囤積，有助於提升血液中好的膽固醇。

此外，抽菸也是導致動脈硬化的其中一項因素（另外兩項危險因子為高血壓及血脂異常）。因香菸裡的尼古丁與一氧化碳，會抑制荷爾蒙，使高密度膽固醇變少、低密度膽固醇增加。曾有一份研究指出，當戒菸2～8周後，膽固醇會有明顯的下降，因此若能成功戒除抽菸習慣，對提升高密度膽固醇的濃度、降低各種罹病風險，也會有顯著的效果。

∞∞∞∞∞∞　∞∞∞∞∞∞　∞∞∞∞∞∞　∞∞∞∞∞∞　∞∞∞∞∞

一覺醒來，齊峻發現自己是被冷醒的，身上沒有任何被子，只有一張張散落的紙張陪著他入睡。他漸漸恢復精神，想起來了：昨晚他發憤圖強，把在醫院「不小心被塞到手上」的一小疊資料全部看完後，深深覺得這

份不知打那兒來的豐富資訊，就是某種提示他「從此要過健康生活」的訊息。

緊接著腦海中又出現先前「夢境」裡出現的種種對話片段，於是上網看了好多專業文章，一邊補充、抄寫筆記。他當時也懷疑自己哪裡來的一股幹勁，竟然比過去準備大學聯考時還認真上百倍。

不過，這不單單是為了自己而已，也不是為了要討個好成績那樣單純的理由。事實上，齊峻偷偷在心裡許下了心願，希望接下來能跟媽媽一起「戰勝高血壓」、找回健康！

「37號齊峻！齊先生有在這裡嗎？」門診護士探頭出來叫號。即使已經展開「戰勝高血壓之健康生活計畫」，齊峻沒忘了還是必須按時就醫這件重要的事，趁著今天早上剛好有個空檔，再掛一次營養師的門診。他想自己總還是要聽聽看專業人員的建議啊！

連忙舉起手，他這次打定了主意，不管怎麼樣都要乖乖地坐在候診間等待，免得又再發生一次烏龍又奇異

的事件，「在！我就是。」「好的，請跟我進來。」進入診間前，齊峻瞥了診間大門邊的名條：『營養師：姜又寧』。親切的小護士領他進門坐下，本來低著頭好像正在整理病歷資料的營養師抬起頭來，「齊先生，目前看來，您有高血壓……」

齊峻盯著這位穿著白袍的營養師，接下來只聽見好像有人不停說話的聲音，但他，卻完全聽不進去！

她，這位坐在對面的營養師，神韻竟然有如年輕40歲的姜阿姨，而且，那麼剛好，她也姓『姜』！更不可思議的是，在她潔白如玉的頸脖上，竟也戴著一條銀光閃閃的雙十字架項鍊……。

健康雲 03

出 版 者／雲國際出版社
作 者／鄭碧君
總 編 輯／張朝雄
出版經紀／廖翊君
封面設計／艾葳
排版美編／YangChwen
出版年度／2014年8月

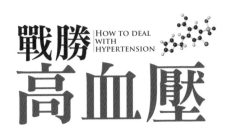

戰勝
HOW TO DEAL
WITH
HYPERTENSION
高血壓

郵撥帳號／50017206 采舍國際有限公司
　　　（郵撥購買，請另付一成郵資）
台灣出版中心
地址／新北市中和區中山路2段366巷10號10樓
北京出版中心
地址／北京市大興區棗園北首邑上城40號樓2單
　　　元709室
電話／（02）2248-7896
傳真／（02）2248-7758

全球華文市場總代理／采舍國際
地址／新北市中和區中山路2段366巷10號3樓
電話／（02）8245-8786
傳真／（02）8245-8718

全系列書系特約展示／新絲路網路書店
地址／新北市中和區中山路2段366巷10號10楼
電話／（02）8245-9896
網址／www.silkbook.com

戰勝高血壓/ 鄭碧君著. -- 初版. --	ISBN 978-986-271-514-7（平裝）
新北市：雲國際，	1.高血壓
2014.08　面；　公分	415.382　　　103010772

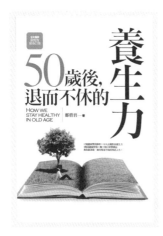

50歲後, 退而不休的養生力
定價NT280元

全彩圖解, 銀髮族量身訂做

*系統性的規劃與分析

　　本書從防止身體衰老、保持健康、平衡飲食營養、運動健身、健康的生活方式、疾病預防的常識等方面，全面系統地為銀髮族做了最好的規劃與分析。

*實用、具體、生活化

　　精選出熟齡族面臨的健康問題，提出的問題內容以具體、生活化的現象來表現，說明因器官退化可能會產生的健康狀況，並提出簡易的改善方式。

*從各年齡層的身心狀態特點，提出保健養生的重點

20～30歲　越是黃金狀態，越要積極重視健康
30～40歲　壯年一族，要注意壓力及飲食調節
40～50歲　身體機能出現的衰退跡象，不可忽略
50～60歲　開創身心靈的第二春
60～80歲　優雅的老後人生

Enrich

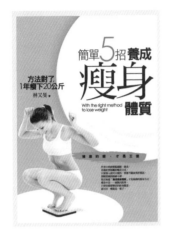

簡單5招養成瘦身體質
定價NT280元

想瘦，就要先知道胖的秘密！

*肥胖！到底有多恐怖？

　　肥胖，是很多人心中的痛。因為肥胖不但讓身體機能變差，產生代謝症候群之外，也會讓我們的外觀不好看，甚至會有致命的風險。在台灣十大死因當中，包括癌症、心血管疾病、腦中風、糖尿病、高血壓等，都跟肥胖有關。所以減肥不只是為了好看，更是為了自己的健康著想。

*你怎麼想不重要，身體才是老大！

　　關於減重這件事情，我希望你記住一個很重要的一句話：「你怎麼想不重要，身體才是老大！」所以如果你想要減重成功，怎麼跟身體合作是非常重要的事情！

*吃有生命力的食物

　　多吃一點對抗自由基的抗氧化物，就可以對抗日益旺盛的食慾，並且可以增加身體的活動力。

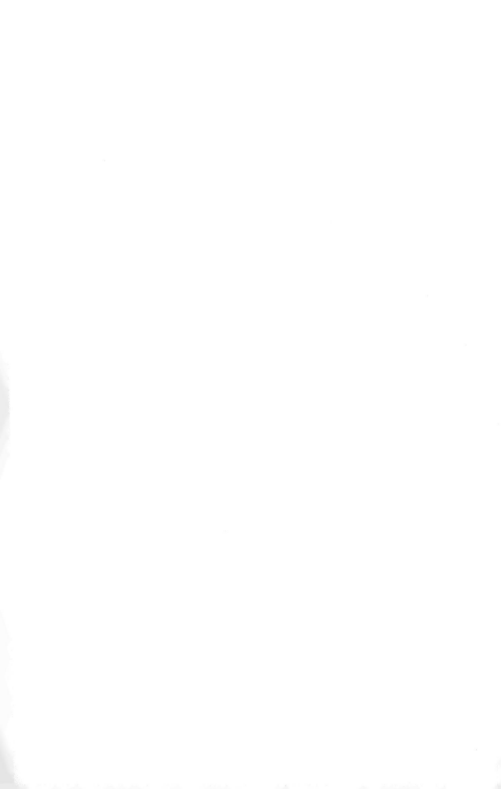